图说常见疾病自我诊查与疗养系列丛书

# 内分泌和代谢系统健康

## 自查·自防·自养

### 主编 巴 颖

编 者(按姓氏笔画排序):

于建文 巴 颖 甘 怡 白雅君

吕 峰 张 欢 张钟文 李 响

单杉杉 唐文凯 董思逊

中国协和医科大学出版社

**图书在版编目（CIP）数据**

内分泌和代谢系统健康：自查·自防·自养／巴颖主编. —北京：中国协和医科大学出版社，2015.5

（图说常见疾病自我诊查与疗养系列丛书）

ISBN 978-7-5679-0075-2

Ⅰ．①内…　Ⅱ．①巴…　Ⅲ．①内分泌病-防治②代谢病-防治　Ⅳ．①R58

中国版本图书馆 CIP 数据核字（2014）第 065178 号

图说常见疾病自我诊查与疗养系列丛书

内分泌和代谢系统健康：自查·自防·自养

主　　编：巴　颖

责任编辑：吴桂梅

出版发行：中国协和医科大学出版社
　　　　　（北京东单三条九号　邮编100730　电话65260378）
网　　址：www. pumcp. com
经　　销：新华书店总店北京发行所
印　　刷：北京佳艺恒彩印刷有限公司

开　　本：787×1092　　1/16 开
印　　张：12.5
字　　数：170 千字
版　　次：2015 年 6 月第 1 版　　2015 年 6 月第 1 次印刷
印　　数：1—4000
定　　价：25.00 元

ISBN 978-7-5679-0075-2

# 前　言

　　内分泌系统通过分泌激素来调节人体生理活动与生长发育，对人体有着重要的作用。内分泌疾病涉及各个内分泌器官的疾病，如甲状腺、垂体、肾上腺、性腺，以及各种原因造成的代谢紊乱，如糖尿病、肥胖症、骨质疏松等。现代人生活质量提高，工作节奏加快，加上不健康的饮食作息习惯，使得内分泌疾病的发生率节节攀升。

　　我们对于疾病的认识往往停留在得了病该如何治疗上，其实很多时候，我们应该主动出击来预防某种疾病，不给它侵害我们身体的机会。这就需要"知己知彼"才能"百战不殆"。所以，对于内分泌与代谢系统疾病来说，应该先了解内分泌与代谢系统器官的特点，疾病的成因，这样才能清晰地认识疾病的症状，从而对疾病进行预防。您也许会问，如果已经患上某种疾病该怎么办？毋庸置疑，遵医嘱进行治疗是必不可少的，但我们自己在日常生活中对于疾病也不是束手无策的。我们可以从饮食和日常生活中的细节上最大程度地减轻疾病的伤害，保养自己。

　　希望本书能在介绍知识的同时，也能为您的健康保驾护航！

巴　颖

2015 年 3 月

# 目　录

# 引 子

　　我们的身体有两种控制系统，一种是神经系统；另一种是内分泌系统。神经系统用电信号传递指令，让身体迅速做出反应，而内分泌系统用激素这种化学信号释放到血液中，来调节身体功能。激素做出反应虽然通常要比神经做出反应的时间长，但是却起到重要而持续的作用。

　　内分泌系统是负责调控人体内各种生理功能正常运作的控制系统之一，由分泌激素的无导管腺体（内分泌腺）所组成。激素是一种化学传导物质，自腺体分泌出来后，借由体液或进入血液经循环系统运送到目标器官而产生作用。

## ★ 人体腺体分为外分泌腺 和内分泌腺

### 外分泌腺

　　外分泌腺将分泌物释放到导管内。例如：肝脏、胰脏、乳腺、泪腺。

### 内分泌腺

　　内分泌腺是一种无管腺，直接将产物分泌至周遭细胞外空间，而后进入血液循环至作用器官发生作用。包含下丘脑、垂体、松果体、甲状腺、甲状旁腺、胸腺、肾上腺、胰腺、卵巢、睾丸。

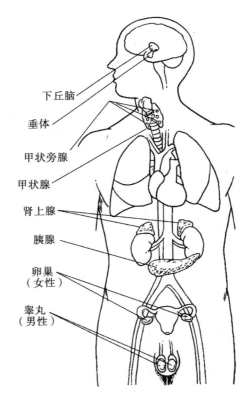

下丘脑
垂体
甲状旁腺
甲状腺
肾上腺
胰腺
卵巢
（女性）
睾丸
（男性）

## ★ 激素的作用

激素调控生长、发育、生殖、衰老，影响机体利用和储存能量，还调控体液容量、血糖及盐类物质的水平。某些激素仅影响一个或两个器官，而有些激素可影响整个机体。例如，促甲状腺激素产生于垂体，仅作用于甲状腺；而甲状腺所产生的甲状腺素，却影响着全身各系统的功能。胰脏胰岛细胞产生的胰岛素，可影响全身的糖、蛋白质、脂肪代谢。

## ★ 激素是什么

激素在腺体或器官中合成，随后释放进入血液，在其他部位影响着细胞的生理活动。大部分激素是蛋白质，由不同长度的氨基酸链组成；另一部分

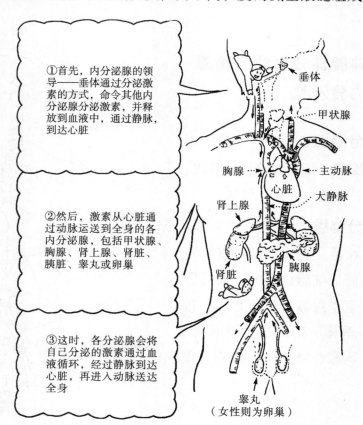

①首先，内分泌腺的领导——垂体通过分泌激素的方式，命令其他内分泌腺分泌激素，并释放到血液中，通过静脉，到达心脏

②然后，激素从心脏通过动脉运送到全身的各内分泌腺，包括甲状腺、胸腺、肾上腺、肾脏、胰脏、睾丸或卵巢

③这时，各分泌腺会将自己分泌的激素通过血液循环，经过静脉到达心脏，再进入动脉送达全身

垂体

甲状腺

主动脉

胸腺

大静脉

心脏

肾上腺

肾脏

胰腺

睾丸
（女性则为卵巢）

激素则是类固醇，是由胆固醇衍生来的脂肪物质。很少量的激素可能引发机体产生非常大的反应。

### ★ 激素的层级作用

如果我们将激素的构造比作有纪律的军人的话，那么它们就是这样行使功能的：

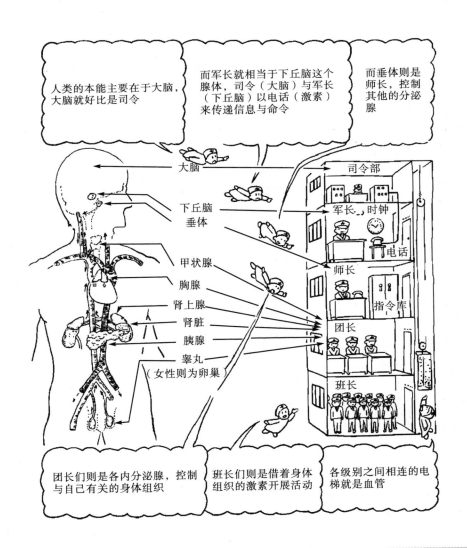

人类的本能主要在于大脑，大脑就好比是司令

而军长就相当于下丘脑这个腺体，司令（大脑）与军长（下丘脑）以电话（激素）来传递信息与命令

而垂体则是师长，控制其他的分泌腺

团长们则是各内分泌腺，控制与自己有关的身体组织

班长们则是借着身体组织的激素开展活动

各级别之间相连的电梯就是血管

大脑
下丘脑
垂体
甲状腺
胸腺
肾上腺
肾脏
胰腺
睾丸
（女性则为卵巢）

司令部
军长　时钟
电话
师长
指令库
团长
班长

## ★ 人体的主要激素与功能

| 激素 | 产生部位 | 功能 |
| --- | --- | --- |
| 醛固酮 | 肾上腺 | 保存水分，保钠排钾，维持水钠平衡 |
| 抗利尿激素（血管升压素） | 下丘脑 | 使肾脏保存水分，同醛固酮一起维持血压 |
| 皮质醇 | 肾上腺 | 对机体有广泛的影响，维持血糖水平、血压和肌力；维持水钠平衡 |
| 促肾上腺皮质激素 | 垂体 | 调控肾上腺皮质激素的合成与分泌 |
| 促红细胞生成素 | 肾脏 | 刺激红细胞生成 |
| 雌激素 | 卵巢 | 调控女性性征及生殖系统发育 |
| 胰高糖素 | 胰脏 | 升高血糖 |
| 生长激素 | 垂体 | 调控生长、发育；促进蛋白质合成 |
| 胰岛素 | 胰脏 | 降低血糖；影响整个机体的糖、蛋白质、脂肪代谢 |
| 黄体生成素和卵泡刺激素 | 垂体 | 调控生殖功能，包括精子、精液生成、卵子成熟、月经周期；调控男性和女性性征（包括毛发分布、肌肉结构、皮肤结构和厚度、声音，可能还有性格特征） |
| 催产素 | 下丘脑 | 引起子宫肌肉和乳腺泌乳管收缩 |
| 甲状旁腺激素 | 甲状旁腺 | 调控骨形成与钙、磷代谢 |
| 孕酮 | 卵巢 | 使子宫内膜准备接纳受精卵植入，乳腺准备泌乳 |
| 催乳素 | 垂体 | 启动并维持乳腺分泌乳汁 |
| 肾素 | 肾脏 | 调控血压 |
| 甲状腺激素 | 甲状腺 | 调控生长、发育与代谢速度 |
| 促甲状腺激素 | 垂体 | 刺激甲状腺产生和分泌甲状腺激素 |

# 垂体腺瘤

垂体腺瘤是一组从垂体前叶和后叶及颅咽管上皮残余细胞发生的肿瘤。

## ★ 垂体的位置

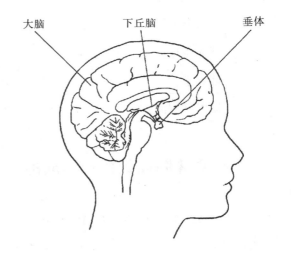

垂体长得很像豌豆的形状，位于大脑底部一个骨性结构（蝶鞍）内。蝶鞍这个结构保护垂体，但仅为垂体留下很小的扩展空间。所以如果垂体增大，它常向上扩展、压迫传递视觉信号的那部分大脑，可能引起头痛或视觉损害。

## ★ 垂体分泌的激素种类

垂体可以产生多种激素，每种激素可影响机体的某个特殊部位。这些激素就像垂体射出的箭，而具体的部位则是这些箭的靶子，所以称之为靶器官。因为垂体调控着大多数其他内分泌腺的功能，故常被称作"主宰腺"。

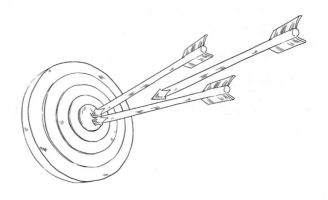

| 激素 | 靶器官 |
|---|---|
| β-黑素细胞刺激素 | 皮肤 |
| 促肾上腺皮质激素 | 肾上腺 |
| 内啡肽 | 大脑 |
| 脑啡肽 | 大脑 |
| 卵泡刺激素 | 卵巢或睾丸 |
| 生长激素 | 肌肉与骨骼 |
| 黄体生成素 | 卵巢或睾丸 |
| 催乳素 | 乳腺 |
| 促甲状腺激素 | 甲状腺 |

## ★ 垂体腺瘤是如何形成的

垂体腺瘤是垂体前叶腺细胞形成的良性肿瘤，占颅内肿瘤10%～15%。垂体腺瘤生长缓慢，发现时大小不一，小者直径仅数毫米，大者可达10厘米，由于CT及磁共振等影像诊断技术的应用，一般都能早期诊断治疗，巨大腺瘤已十分罕见。垂体腺瘤患者男性略多于女性，垂体腺瘤通常发生于青壮年时期，常常会影响患者的生长发育、生育功能、学习和工作能力。

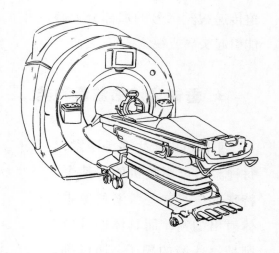

## ★ 垂体腺瘤可以分成两类症状群

### ☯ 激素分泌异常症群

1. 激素分泌过多症群，如生长激素过多引起肢端肥大症。

2. 激素分泌过少症群，当无功能肿瘤增大，正常垂体组织遭受破坏时，以促性腺激素分泌减少而闭经、不育或阳痿常常最早发生而多见。

### ☯ 肿瘤压迫垂体周围组织的症群

1. 神经纤维刺激症：头痛，呈持续性头痛。

2. 视神经、视交叉及视神经束压迫症：患者出现视力减退、视野缺损和眼底改变。

3. 其他压迫症群。

## ★ 垂体腺瘤的分类

◆ 泌乳素细胞腺瘤，为垂体腺瘤中最多的一种，约占50%，在女性早期能出现溢乳-闭经综合征，故发现时肿瘤较小。在男性及老年妇女泌乳素过高血症的症状不明显，因而发现时肿瘤较大。

◆ 生长激素细胞腺瘤，占垂体腺瘤的20%~23%。

◆ 促肾上腺皮质激素细胞瘤，占垂体腺瘤的5%~8%，临床有一半患者会出现异常表现，另一半却无该激素功能异常表现，其原因可能是该瘤细胞只合成促肾上腺皮质激素的前身。

◆ 无功能性细胞腺瘤，约占20%~25%，腺瘤增大压迫垂体前叶时可导致功能低下。

◆ 促甲状腺细胞腺瘤及促性腺激素细胞瘤非常少见。

# 自查

## ★ 得了垂体腺瘤会有哪些症状

通过上面的介绍我们知道垂体的功能是通过分泌激素到靶器官，促进这些靶器官去行使相应的生理功能。这也就是为什么得了垂体腺瘤之后的症状会看上去与垂体没什么关系。具体都有哪些症状呢？

### 视力下降、视野改变

比如平时正常的人经常出现视力下降或在走路、开车的过程当中与人发生碰撞，这就很有可能是垂体腺瘤的表现。

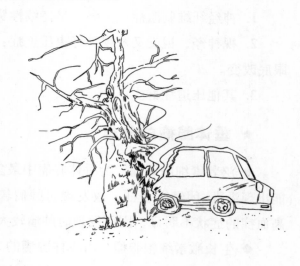

前面介绍过，垂体被保护在一个叫做蝶鞍的区域内，如果出现垂体腺瘤，就会向外向上压迫主管视力的神经，会使人视力下降，视野缺损。这时外上象限首先受到影响，往往他只能看到正面的东西，看不到侧面的东西，所以有人从旁经过，他就会撞上。如果未及时治疗，视野缺损可再扩大，并且视力也有减退，以致全盲。

### 青春期孩子不长个，第二性征迟迟不发育

如果青春期的女孩乳房不发育，不来月经；男孩外生殖器不长，不长胡子，这就很可能是垂体出现问题。

### 成年人闭经、溢乳，性功能减退

对于女性来说，主要表现为：

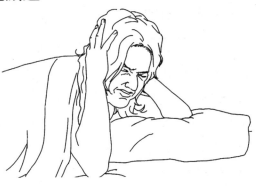

▲ 闭经。

▲ 溢乳。

▲ 不孕。

▲ 重者腋毛脱落、皮肤苍白细腻、皮下脂肪增多。

▲ 易倦、嗜睡、头痛等。

▲ 月经周期紊乱。值得注意的是，育龄期女性本来月经正常，但是突然月经周期变长了，延长两三个月甚至没有了，如果本身并没有怀孕，除了要考虑妇科疾病外，还要想到是不是垂体腺瘤的问题。因为它往往导致女性月经不调，而且这种月经不调通常是周期延长。

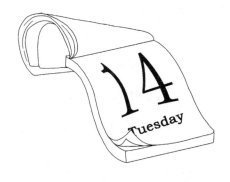

对于男性来说，主要表现为：

▲ 性欲减退、阳痿。

▲ 乳腺增生。

▲ 胡须稀少。

▲ 重者生殖器官萎缩、精子数目减少、不育等。

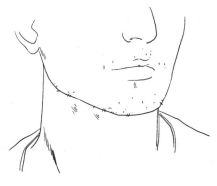

所以男性如果遇到不育的问题，除了要查生殖系统之外，还要注意垂体有没有毛病，了解这些之后才能避免在男科或者是泌尿外科就诊而延误了诊治。

### 肥胖、满月脸

这种患者属于促肾上腺皮质激素型垂体瘤，主要表现为向心性肥胖、满月脸，身体水牛背、腹部大腿部皮肤有紫纹、多毛等，重者全身乏力，甚至卧床不起。有的患者伴有高血压、糖尿病等。

## 面容改变，越来越丑

这种症状是由生长激素型垂体腺瘤造成的，因为分泌生长激素过多，造成未成年人生长过速，甚至发育成巨人，称为"巨人症"。成人以后表现为肢端肥大，如面容改变、额头变大、下颌突出、鼻大唇厚、手足粗大，穿鞋戴帽觉紧，数次更换较大的型号，甚至必须特地制作，有的患者并有饭量增多，毛发皮肤粗糙，色素沉着，手指麻木等。

## 其他症状

如果肿瘤的生长压迫或阻塞某区域组织，可致多饮多尿、头痛呕吐等颅内压增高症状，也可出现精神症状，甚至昏迷、瘫痪等。

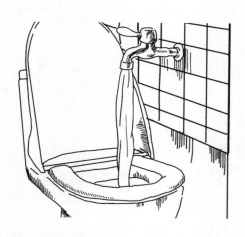
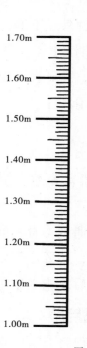
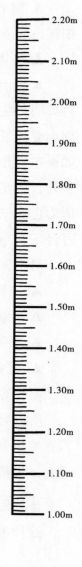

巨人症

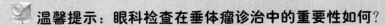

温馨提示：眼科检查在垂体瘤诊治中的重要性如何？

对每例疑诊或已确诊为垂体腺瘤的患者，在干预治疗前均应进行完整的眼科检查，如有异常，在治疗期间和治疗后应仔细随访观察。磁共振扫描有助于了解垂体的压迫情况，肿块与视交叉间清晰分开及肿瘤未侵入筛窦，提示眼科检查应正常。视野缺失类型和轻重决定于视交叉或视束受压的部位和程度，以及视交叉与垂体的解剖位置关系。

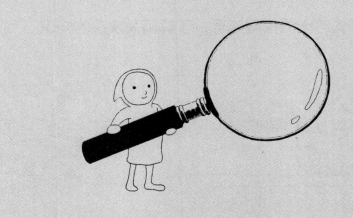

# 自防

## ★ 预防垂体瘤需要注意

垂体腺瘤是一种常见的良性肿瘤，没有浸润和转移能力。但并不意味着其没有危险。我们在日常生活中就要：

### 养成良好的生活习惯

一个人的生活习惯和他的健康有着密不可分的关系。良好的习惯是健康身体的前提保证。良好的身体素质能使我们远离疾病困扰，一旦患病，也能让我们有能力尽快走出疾病的阴影，恢复健康。

### 培养健康的饮食习惯

健康饮食习惯是保健的一个重要方面，可使身体健康地生长、发育；不良的饮食习惯则会导致人体正常的生理功能紊乱而产生疾病。相反，恰当的饮食会对疾病起到治疗的作用，帮助人体恢复健康。

### 重视身体给出的疾病信号，了解相关疾病的知识

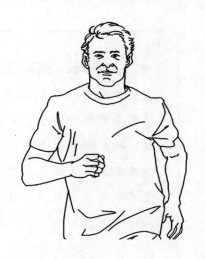

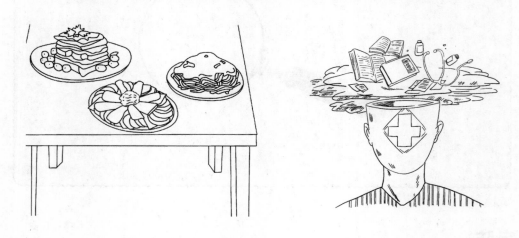

通过前面的叙述，我们了解到垂体腺瘤的一些症状。很多人都有讳疾忌医的毛病，不够重视自己的身体，导致疾病不能得到及时的治疗，造成不良后果。当然也不是身体一有些不适就要往医院跑。这就需要我们了解疾病的相关知识，做出正确的判断。

**温馨提示：诊断垂体腺瘤需行哪些检查？**

主要包括内分泌激素检查、影像学检查、视力视野检查3个方面。

◆ 内分泌激素检查：泌乳素、生长激素；促甲状腺激素、甲状腺激素（$T_3$、$T_4$）；促肾上腺皮质激素、肾上腺皮质激素；卵泡刺激素、黄体生成素、性腺激素。

◆ 影像学检查：垂体区磁共振平扫、增强、动态增强。CT或磁共振扫描可以初步明确有无垂体瘤，肿瘤大小，对周围血管神经有无侵犯。

◆ 视力、视野检查。

## 自养

除泌乳素瘤以外，垂体腺瘤患者往往需要进行手术，那么手术的前后都需要如何进行保养呢？

### ★ 手术前的保养措施

◆ 术前注意补充营养，宜进高蛋白、高热量、高维生素、易消化的饮食，如豆制品、瘦肉、鱼、绿色蔬菜等。

◆ 为保持排便通畅，可多吃粗纤维丰富的食物，如芹菜、芝麻、香蕉等。

◆ 消除恐惧、焦虑，甚

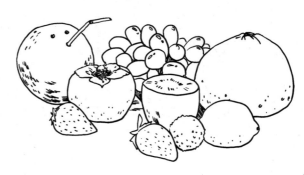

至绝望的心理。

◆ 积极主动了解手术的目的，也可以与疗效好的患者交谈，树立战胜疾病的信心。

### ★ 手术后需要注意的问题

◆ 术后当日禁食，如无消化道出血、吞咽障碍等并发症，可进流质饮食。

◆ 注意休息：一般来说出院后休息 1~2 个月即可恢复工作。刚开始工作时，体力和脑力难以适应，可以上半天班或开始参加比较轻的工作，待体力完全恢复后，再参加繁重的工作。绝不能小病大养，无病养"病"，这样对恢复健康的身体反而不利。

◆ 术后宜少食多餐，忌大口进食和用力咀嚼，餐前餐后注意保持口腔清洁。

◆ 忌食烟酒、辛辣、生冷等刺激性食物和咖啡、浓茶等兴奋性饮料。

◆ 术后如出现尿崩症，宜进清淡饮食，注意补充水分，并监测电解质，以防出现水、电解质平衡失调。

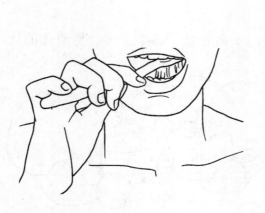
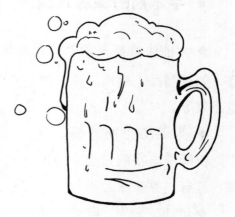

◆ 要有意识地多食用保护眼睛的食物，如鸡蛋、动物的肝肾、胡萝卜、菠菜、小米、大白菜、番茄、黄花菜、空心菜、枸杞。

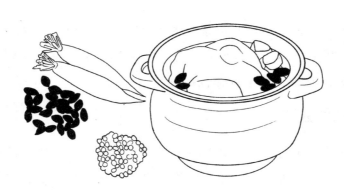

**温馨提示：手术后或非手术治疗后还需要进行眼科检查吗？**

手术切除肿瘤或非手术治疗使肿瘤缩小后，视神经和视交叉除去压迫，常伴有视觉功能的改善。与视力改善有关的预后因素主要为有无神经萎缩、视力受损时间的长短等。术后或非手术治疗后必须定期为患者做全面的眼科检查，结合影像学随访观察，以评价疗效和早期发现肿瘤复发。治疗后第1年每6个月检查1次，以后随访间隔依治疗方式、病变的类型而定。若出现视力和视野的改变，即使无影像学改变，也可能是肿瘤复发的指征。

# 尿崩症

尿崩症是一种由于缺乏抗利尿激素（又称中枢性或垂体性尿崩症）或肾脏抗利尿激素反应缺陷（又称肾性尿崩症）而引起的一种疾病，其特征是高度口渴（多饮）且排出大量稀释性的低比重尿。

## ★ 抗利尿激素

抗利尿激素（又称血管升压素）是由下丘脑分泌的一种激素，储存在垂体后叶里，再释放到血液中。它的作用是促进水的吸收，限制机体产生过多

## ★ 尿崩症产生的过程

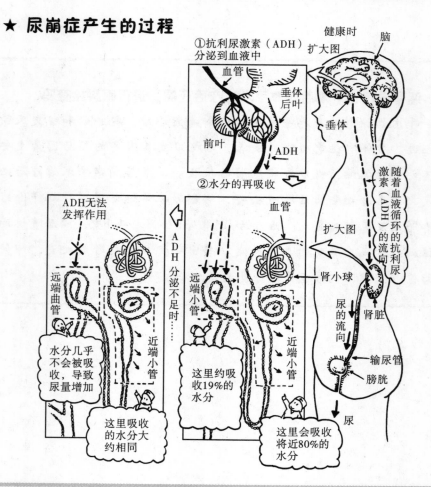

的尿液，是尿液浓缩和稀释的关键性调节激素。

### ★ 中枢性尿崩症的因素

任何导致抗利尿激素合成、分泌与释放受损的情况都可引起中枢性尿崩症的发生。如：

◆ 下丘脑功能失常和抗利尿激素产生减少。

◆ 垂体无法将激素释放入血液。

◆ 下丘脑或垂体手术损伤，颅脑外伤，尤其是颅底骨折、肿瘤、结节病或结核病。

◆ 脑动脉瘤或动脉阻塞导致脑炎或脑膜炎及少见的组织细胞增多症。

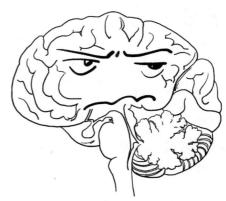

### ★ 引起肾性尿崩症的因素

肾脏对抗利尿激素产生反应的各个环节受到损害都可能导致肾性尿崩症。引起肾性尿崩症的原因包括遗传性与继发性。其中继发性的包括：

◆ 疾病导致的肾小管损害，如慢性肾盂肾炎、阻塞性尿路疾病、肾小管性酸中毒、肾小管坏死等。

◆ 长期代谢紊乱，如低钾血症、高钙血症。

◆ 药物的使用，如庆大霉素、碳酸锂等。

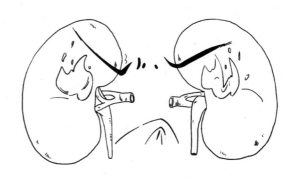

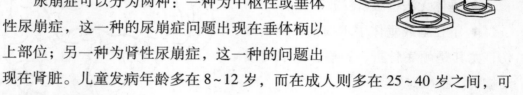

### ★ 尿崩症按照病情轻重分型

◆ 轻度：部分性尿崩症
◆ 重度：完全性尿崩症

# 自查

　　尿崩症可以分为两种：一种为中枢性或垂体性尿崩症，这一种的尿崩症问题出现在垂体柄以上部位；另一种为肾性尿崩症，这一种的问题出现在肾脏。儿童发病年龄多在 8~12 岁，而在成人则多在 25~40 岁之间，可逐渐或突然发病。

### ★ 尿崩症的症状

◆ 初期排尿次数增加，且大量排尿，尿比重低。
◆ 接着出现多饮多尿、极度口渴，这是由抗利尿激素不足引起的。

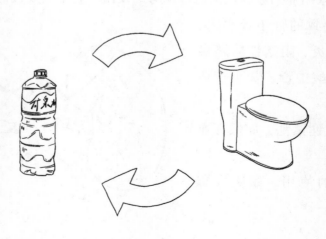

在劳累、感染、月经周期和妊娠期可能会加重。

◆ 头痛。

长期多尿会引起：

◆ 膀胱、输尿管和肾盂扩张，损害肾功能。

◆ 也可能合并骨质疏松。

◆ 如果是儿童，可能出现尿床的现象。

在不能饮水或得不到水的情况下，可出现：

◆ 低血容量的表现，如心慌、血压下降、四肢冰冷、休克以及肾前性的氮质血症。

◆ 如果不能及时纠正低血容量，会有头痛、烦躁、谵妄和昏迷产生。

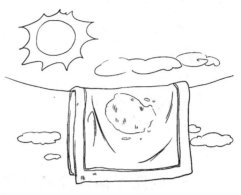

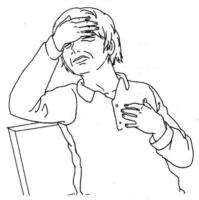

 **温馨提示：什么是尿比重？**

尿比重是指在4℃下尿与同体积的水的重量之比。是尿液中所含溶质浓度的指标。正常尿液比重在1.015~1.025之间。婴幼儿的尿比重会稍低。在机体缺水状态下，尿量减少，尿比重增高；反之，尿量增多，尿比重降低。当尿比重或尿渗透压过低时，则说明远端肾小管浓缩功能减退。另外，尿比重在区分糖尿病和尿崩症上有重要作用。这两种疾病都有多尿的症状，但是尿崩症的尿比重低，而糖尿病的高。这是因为，当患有尿崩症时，由于抗利尿激素缺乏，导致尿比重很低；而当患有糖尿病时，由于胰岛素缺乏，过量的血糖会从尿中排出，葡萄糖浓度过高，尿比重增高。

# 自防

各类尿崩症发病原因不同，所以日常生活中可以针对其病因采取一些干预措施，来避免或减少尿崩症的发病。

## ★ 预防尿崩症需要注意

◆ 对于精神疾病神经症者，应限制每天饮水量，量出为入，可以防止精神性烦渴的发生。

◆ 对于低血钾、高血钙、糖尿病、肾盂肾炎等疾病，及早采取有效治疗也可以作为预防肾性尿崩症发生的一种方法。

◆ 由于药物也可以引起尿崩症，所以，权衡利弊减量用药或停用药物也可预防尿崩症的发生。

◆ 对于可以引起尿崩症的疾病，如结核、梅毒脑膜炎等感染性疾病，应该积极控制治疗。

◆ 注意自身安全，避免头部外伤的发生可以减少诱发尿崩症的机会。

◆ 对于脑部手术、脑肿瘤患者和有尿崩症家族史的人群，应格外注意定期检查以早期发现尿崩症。

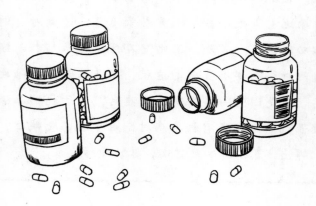

**温馨提示：什么是禁水加压素试验？**

出现多尿，就应怀疑尿崩症。首先检测尿糖，排除其他疾病引起的多尿症（糖尿病）。血液检查可发现多种电解质水平异常。

禁水试验既简单又可靠。试验期间不允许饮水，可能发生严重脱水，故应在医务室或其他医疗场所进行。定时测定尿量、血电解质（钠）水平及体重。一旦出现血压明显降低或心率增快或体重下降超过5%时，停止试验并注射抗利尿激素。如果患者对激素敏感，则尿量减少，血压回升，心跳正常，尿崩症诊断成立。

## 自养

### ★ 尿崩症患者在日常生活中保养需要注意

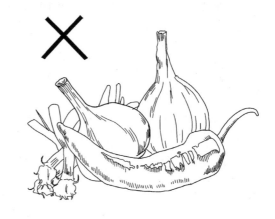

◆ 患者由于多尿、多饮，所以应该在身边备足温开水。但是也要注意不要喝得太多避免水中毒。

◆ 应增加营养，饮食少盐，忌辛辣食品。

◆ 患者夜间多尿，所以白天容易疲倦，这就要注意保持安静舒适的环境，有利于自身休息。

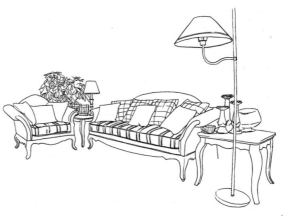

◆ 注意预防感染，保持皮肤、黏膜的清洁。

◆ 按照医嘱定时定量服药，严禁自行停药。

◆ 有便秘倾向者及早预防，便秘者可以多吃粗纤维食物，如芹菜等。

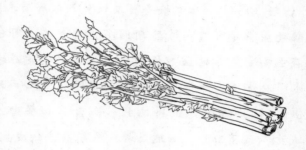

◆ 定时记录尿量及体重变化，以了解病情变化。门诊定期随访。

◆ 保持乐观情绪，避免精神刺激，尽量休息，适当活动。

# 甲状腺疾病

## ★ 甲状腺在人体中的位置

甲状腺体积较小，约 5 厘米宽，在颈部喉结节正下方，由皮肤覆盖，腺体的两半（叶）由中间部位（峡部）连接。因此甲状腺形似英文字母 "H" 或蝴蝶结形。

正常情况下，肉眼看不到，也较少能触及。如果体积长大，很易触及，且在喉结下部或两侧可见隆起（甲状腺肿）。

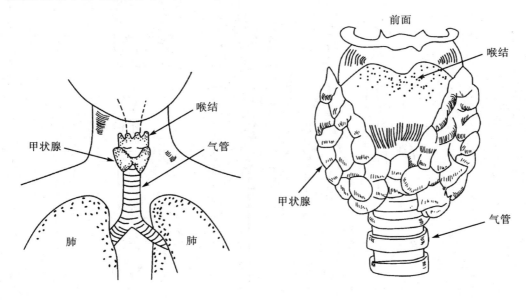

## ★ 甲状腺的功能

甲状腺分泌甲状腺激素，调控体内各种化学反应的速度（代谢速率）。甲状腺的主要生理功能是合成和分泌甲状腺激素，由甲状腺滤泡细胞摄取血循环中的碘与酪氨酸结合而形成，主要调节体内的各种代谢并影响机体的生长和发育。另外，甲状腺滤泡旁细胞还会分泌另一类激素——降钙素，主要调节机体的骨代谢。

甲状腺激素通过两种方式影响机体代谢率：刺激几乎所有组织合成蛋白质；增加细胞耗氧量，细胞负担加重，器官代谢加快。

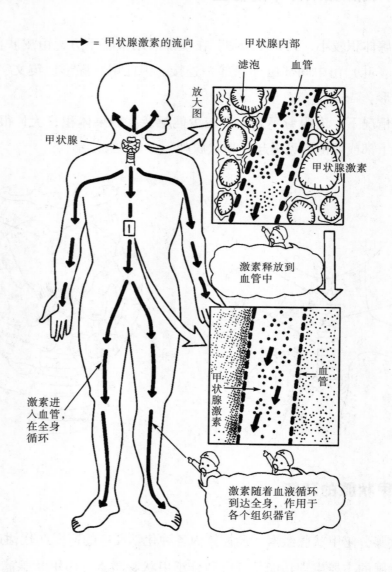

## ★ 甲状腺激素的调节机制

机体调节甲状腺激素水平的机制相当复杂。首先由下丘脑分泌促甲状腺释放激素，再刺激垂体产生促甲状腺激素。顾名思义，促甲状腺激素能刺激甲状腺激素合成。当血循环中的甲状腺激素达到某一水平时，垂体减少促甲状腺激素分泌；当血循环中的甲状腺激素减少时，垂体则分泌更多的促甲状腺激素，这是一种负反馈调节机制。

## ★ 甲状腺激素的种类

甲状腺激素的存在方式有两种：一种是甲状腺素（$T_4$），在甲状腺内产生，存在时间短，对机体代谢率影响较小。$T_4$ 在肝脏及其他脏器转化为有代谢活性的另一种形式甲状腺激素，叫三碘甲腺原氨酸（$T_3$）。约80%有活性的激素在 $T_4$ 的转化过程中产生，剩余20%由甲状腺自身产生。$T_4$ 向 $T_3$ 转化受到很多因素的影响，包括机体随时随刻的需要。

大部分 $T_3$、$T_4$ 与血中某种蛋白紧密结合，只有在非结合状态下，才具有活性。机体主要以此调控甲状腺激素的分泌量，保持代谢率正常。

下列因素：下丘脑、垂体、血中甲状腺激素结合蛋白及甲状腺和其他组织中的 $T_4$ 向 $T_3$ 转化过程相互协调，共同维持甲状腺功能的正常。

寒冷、过度紧张等

下丘脑

促甲状腺激素释放激素
（＋）

垂体

促甲状腺激素
（＋）

甲状腺

甲状腺激素

（－）

（＋）表示促进作用
（－）表示抑制作用

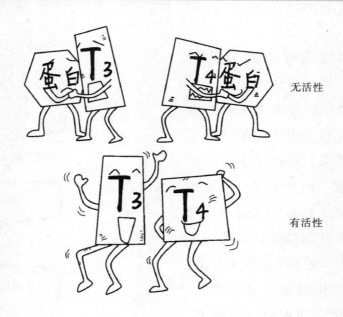

无活性

有活性

## ★ 甲状腺和碘的关系

甲状腺合成甲状腺激素需要碘，碘是一种存在于水和食物中的元素。甲状腺摄取碘，加工成甲状腺激素。当甲状腺激素发挥作用后，其中含的碘元素会重新返回甲状腺，反复循环，合成更多的甲状腺激素。到目前为止，甲状腺激素是唯一一类含碘的生理物质。

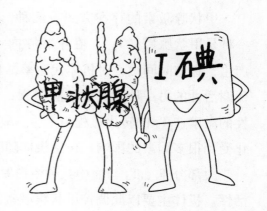

## ★ 甲状腺激素对代谢的作用

甲状腺激素作用于物质代谢的不同环节，对糖、脂肪、蛋白质、矿物质、水与电解质、维生素等的代谢均有影响。

## 🍷 糖代谢

甲状腺激素可以加快糖的代谢率，使糖的吸收、利用以及糖原的合成分解都加速。"特殊类型糖尿病"就有可能是因为大剂量甲状腺激素造成糖过分吸收，使得肝糖原分解，产生高血糖造成的。甲状腺激素也可加速外周组织对糖的利用，因此很多轻型甲亢患者的血糖可维持在正常范围内，而重症患者则可出现高血糖或糖耐受量减低的症状。

## 🍷 脂代谢

甲状腺激素可以加快胆固醇的合成与分解，但是分解大于合成。因此甲亢患者的血总胆固醇降低，而甲减（甲状腺功能减退）患者的血总胆固醇则升高。

## 🍷 蛋白质代谢

正常甲状腺激素的分泌量有利于维持机体的氮平衡。但是在甲状腺激素过多分泌的情况下会使蛋白质分解明显加强，肌肉消瘦无力，导致甲亢性蛋白质营养不良综合征等。而甲状腺激素缺乏时，蛋白质合成也会相应减少，同样影响身体健康。

## 🍷 对其他代谢的影响

甲亢患者的尿肌酸排泄量常明显增多，伴尿肌酐排泄量减少，甲亢可引起钙磷代谢紊乱，呈负钙、负氮、负磷及负镁平衡。尿钙、磷、镁排泄量增多，但血浓度一般正常。生理剂量的甲状腺激素有利钠排水作用。甲减时，水钠潴留，组织间隙中含大量黏蛋白，具亲水性，黏蛋白大量积聚于皮下，吸附水分和盐类，出现特征性的黏液性水肿。甲状腺激素为维持维生素的正常代谢所必需。甲亢时，机体对维生素 A、维生素 $B_1$、维生素 $B_2$、维生素 $B_6$、维生素 $B_{12}$、维生素 C、烟酰胺等需要量均增加，如补充不足，可导致维生素缺乏症。甲减时，烟酸吸收和利用障碍，可出现烟酸缺乏症。由于胡萝卜素转化为维生素 A 和视黄醇受阻，血清胡萝卜素增高，皮肤可呈蜡黄色，多见于皮脂腺较丰富的部位。

# 甲状腺功能亢进症（甲亢）

甲状腺功能亢进症，简称甲亢，是指甲状腺功能过度活跃，产生过多甲状腺激素，所导致的一种临床综合征。

## ★ 甲亢发生的相关因素

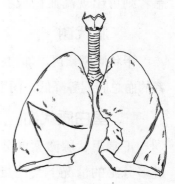

甲亢的内在病因主要包括免疫失常、内分泌紊乱和遗传因素，其中以自身免疫因素最为重要。

环境因素主要包括各种诱发甲亢发病的因素，例如创伤、精神刺激、感染等。虽然不少甲亢的诱发主要与自身免疫、遗传基因等内在因素有关，但是否发病却和环境因素有密切关系。

◆ 精神刺激：如精神紧张、忧虑等。

◆ 感染：如感冒、扁桃体炎、肺炎等。

◆ 外伤：如车祸、创伤等。

◆ 过度疲劳：如过度劳累等。

◆ 怀孕：怀孕早期可能诱发或加重甲亢。

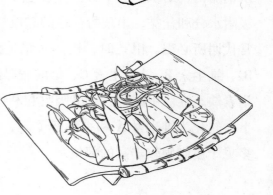

◆ 碘摄入过多：如大量吃海带等海产品。

◆ 某些药物：如抗心律失常药胺碘酮等。

**温馨提示：什么是自身免疫疾病？**

人体中有一套复杂的免疫系统，它的功能是抵御外界入侵。微生物（细菌病毒或微生物）、癌细胞、移植组织或器官这些统统被免疫系统认为是异己而需机体抵御。

尽管免疫系统复杂，但基本结构很简单：识别敌人，组织武装和攻击。正常的免疫反应能分清"敌我"，做出应有的反应。

正常的免疫反应
①不会对自己的组织产生反应。

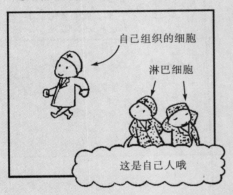

③淋巴细胞、白细胞发挥团队精神，击退病原体，获得免疫。

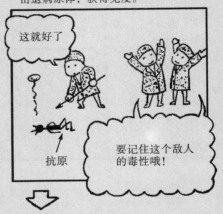

②病原体（抗原）侵入时。

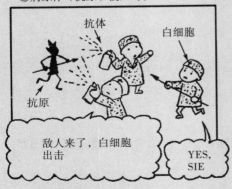

④当病原体再度侵入时。

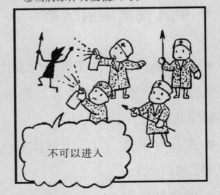

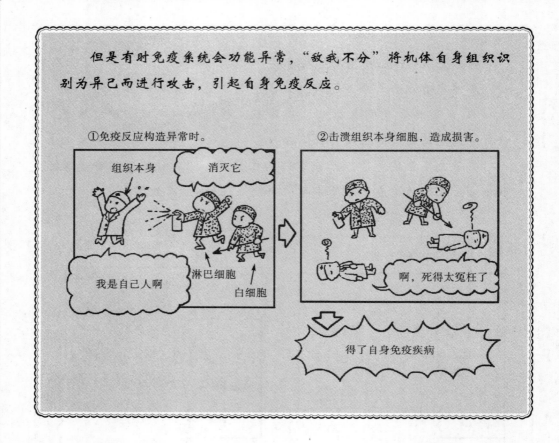

但是有时免疫系统会功能异常，"敌我不分"将机体自身组织识别为异己而进行攻击，引起自身免疫反应。

①免疫反应构造异常时。

②击溃组织本身细胞，造成损害。

组织本身　消灭它

我是自己人啊　淋巴细胞　白细胞

啊，死得太冤枉了

得了自身免疫疾病

## ★ 甲亢按照病因分类

◆ 甲状腺性甲亢，又可分为毒性弥漫性甲状腺肿（Graves 病）、多结节性甲状腺肿伴甲亢、自主性高功能甲状腺腺瘤、滤泡性甲状腺癌、遗传性甲亢、新生儿甲亢、碘甲亢。

◆ 垂体性甲亢，可分为垂体瘤（TSH 瘤）致甲亢和非垂体瘤致甲亢（垂体型 TH 抵抗症）。

◆ 肿瘤源性甲亢，包括绒毛膜上皮癌相关甲亢、葡萄胎相关甲亢、肺癌、消化系（胃、结肠、胰）癌等相关性甲亢。

◆ 卵巢甲状腺肿伴甲亢。

◆ 甲状腺炎性甲亢，又分为亚急性甲状腺炎、桥本甲状腺炎、放射性甲状腺炎。

◆ 药源性甲亢。

其中以 Graves 病最为常见，占所有甲亢的 85% 左右。

## ★ Graves 病

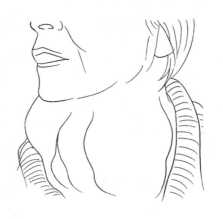

格雷夫斯（Graves）病，全名毒性弥漫性甲状腺肿。其发病是由一种抗体刺激甲状腺分泌大量甲状腺激素所致。本病患者有典型甲亢体征及三个显著症状。由于整个腺体均受刺激，故甲状腺弥漫性肿大，颈部出现肿块（甲状腺肿），患者眼球突出（突眼）。

---

📄 **温馨提示：关于甲状腺肿大的小知识**

◆ 哪些生理情况可能发生甲状腺肿大？

在青春期或青春期后期（包括妊娠期和哺乳期）可能发生生理性代偿性甲状腺肿。这是因为机体内甲状腺激素的合成入不敷出，不能满足不断增加的生理需要，所以甲状腺呈代偿性肿大，一般不伴功能改变。此种类型甲状腺多为轻度或中度肿大，质地较软，或中等硬度，多无局部压迫表现，甲状腺功能检测是正常的，属于代偿性甲状腺肿，不是甲亢。因此在上述生理情况下可适当增加含碘食物的摄入，可以有效避免生理性甲状腺肿大的发生。

◆ 甲状腺肿大一定是甲亢吗？

甲状腺肿大是绝大多数甲状腺疾病的共同表现，但甲状腺肿大并非都是甲亢。因为有大约10%的甲亢患者甲状腺并不肿大，故而不能以甲状腺是否肿大作为判断甲亢的必备指标。而临床上常见的可以引起甲状腺肿大的疾病除了甲亢之外，还有地方性甲状腺肿大、青春期甲状腺肿大、妊娠期甲状腺肿大、甲状腺腺瘤、癌性甲状腺肿大、急慢性甲状腺炎等多种甲状腺疾病。所以发现甲状腺肿大，要到医院请专科医生诊察，并做包括实验检查在内的相关检查，以明确诊断，进而确定治疗方案，争取早日康复。

## ★ 女性易发甲亢的原因

甲亢好发于女性。女性患病率比男性高出4~7倍。特别是20~40岁的青年、中年（青春期和更年前期）。

首先甲亢的发生与性腺功能变化有关，是雌雄激素紊乱所致。雌激素相对增多时，甲状腺激素的生理作用就降低；降低的甲状腺激素参与到下丘脑和垂体的反馈调节中，会刺激甲状腺产生代偿性增生。长此以往会分泌更多的甲状腺激素，有可能导致甲亢的发生。其次，甲亢的发生是在遗传基础上，因感染、精神创伤等应激因素而诱发。长期的精神创伤、强烈的精神刺激，如悲哀、惊恐、紧张、忧虑等心理因素常常可促发甲亢。很多甲亢患者，常常是生气之后或一段时间紧张工作后得了病。而且不同年龄与不同性别对情绪的影响不同，发病率也有差异。现代女性敏感易激，情绪稳定性较差，同时因工作和家庭的双重压力，精神长期紧张，生活作息不规律。所以，由于女性生理结构的特殊性，及家庭社会环境的不可预知性均对女性的心理及生理造成实质的损害，身心因素相互作用，最终可能导致甲亢等一系列疾病的发生。

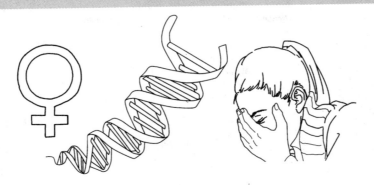

# 自查

### ★ 甲亢的概括症状

◆ 突眼、颈粗、兴奋貌。

◆ 怕热、多汗、手震颤。

◆ 腹泻、易饿、肌无力。

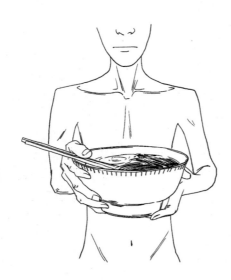

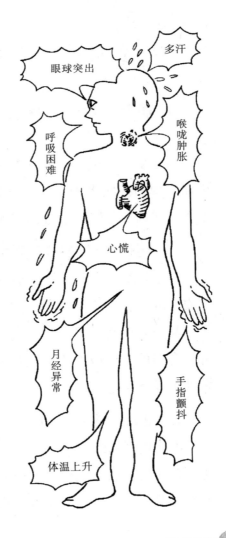

眼球突出

多汗

喉咙肿胀

呼吸困难

心慌

月经异常

手指颤抖

体温上升

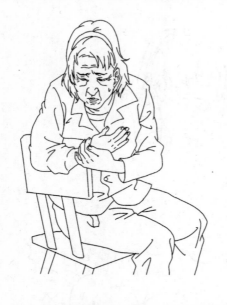

◆ 心慌、消瘦、月经乱。

◆ 良性突眼无感觉，恶性突眼症状多。

一些老年患者症状不典型，常被称做淡漠型或隐匿型甲亢。患者仅有虚弱、嗜睡、精神错乱、孤独或抑郁，心律紊乱也多见。

甲亢可引起眼部改变：眶周水肿、泪液增多、畏光、异物感、凝视。这些眼征在甲亢控制后消失，但 Graves 病还可引起特殊的眼部改变。

## ★ 患甲亢时，身体各个系统具体症状

由于甲状腺激素过多，作用于全身各个脏器，因而出现的症状多种多样，可见精神、神经、心血管、肌肉、骨骼、生殖、造血等系统症状。

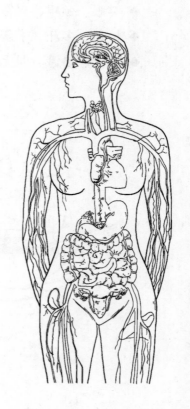

### 精神、神经系统症状

神经过敏、多言多动、紧张多虑、焦躁易怒、不安失眠、思想不集中、记忆力减退。有时有幻觉，甚至表现为亚躁狂症或精神分裂症。偶表现为寡言抑郁、神情淡漠。也可有伸手、眼睑、伸舌细微震颤等。

### 心血管系统症状

由于代谢亢进，使心率增速，心搏出量增多，血循环加快，脉压加大，多数患者诉说心慌、胸闷、气促，活动后加重，可出现各种期前收缩及

房颤等。

### 消化系统症状

食欲亢进，伴轻度腹泻，通常不伴有痉挛性腹痛，食物消化也无明显障碍，但体重明显减轻为本病特征。一般大便呈糊状，含较多不消化食物，有时伴有脂肪消化吸收不良呈脂肪痢。由于营养吸收障碍与激素的直接作用，肝脏可稍大，肝功能可不正常，少数可有黄疸及 B 族维生素缺乏的症状。

### 肌肉骨骼系统症状

多数患者有肌无力及肌肉萎缩。慢性肌病主要是近端肌群无力和萎缩，男性患者可伴周期性麻痹。在骨骼系统的表现基本上是两个方面：一为骨质疏松；二为肢端病。甲亢时由于甲状腺激素直接作用于骨髓，使成骨细胞和破骨细胞减少。老人和小儿表现常不典型。

## ★ 甲亢危象

甲状腺功能严重亢进就会出现甲亢危象。甲亢危象很少见，但是一旦出现会危及生命。通常见于严重的、病程长且近期有明显恶化者，多发生于老年患者并常由并存的其他疾病诱发，死亡率高达 20% 以上。

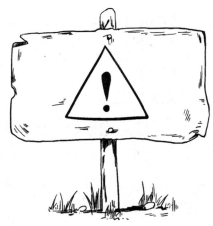

◆ 甲亢危象的发生机制目前不完全清楚，它往往是在甲亢未得到治疗或经治疗尚未控制的情况下，由某些应激因素而致。可能与以下因素相关：①大量甲状腺激素骤然增加，释放入血；②血中游离甲状腺激素增加；③机体对甲状腺激素耐受

性降低；④肾上腺素能活动增加；⑤甲状腺激素的肝脏清除率降低；⑥交感神经兴奋或反应性增高，进一步加重病情。主要诱因为精神刺激、感染、手术前准备不充分等。

◆ 早期时患者原有的症状加剧、伴中等发热、体重锐减、恶心、呕吐，以后发热可达 40℃ 或更高，心动过速常在 160 次/分以上，大汗、腹痛、腹泻，甚而谵妄、昏迷。死亡原因多为高热虚脱、心力衰竭、肺水肿、水电解质代谢紊乱。

# 自防

## ★ 预防甲亢需要注意

虽然甲亢的发病与遗传因素有很大关系，但是这也在提醒我们，如果家族中有甲状腺疾病患者，那我们（尤其是女性）就更应该提高警惕，在日常生活中注意预防。

### 注意避免一些常见甲亢应激因素

感染：包括细菌感染与病毒感染所致的某些疾病。

长期的精神创伤或强烈的精神刺激。保持好健康的心情，对预防甲亢有很大的好处。

避免过度疲劳、外伤。

### 注意含碘饮食的控制

沿海地区应注意膳食中含碘食物，建议勿用高碘饮食，防止碘甲亢。

内陆地区（缺碘地区）补碘日期应有限制，服用甲状腺片剂也应有时限。

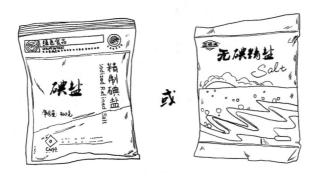

### 定期体检

普查身体健康时，应加测甲状腺 B 超或甲状腺功能以早期发现甲亢患者，被动发现甲亢患者时，病情多有延误 2~3 年之久。

## ★ 预防甲亢危象需要注意

◆ 对于明确诊断为甲亢的患者，要根据病情合理选药，做到系统规范治疗，不要自行无故停药。

◆ 需要进行放射性碘治疗的甲亢较重的患者，以及需要进行甲状腺切除术的患者，要积极遵医嘱进行术前准备，定时服药配合治疗。整理心态情

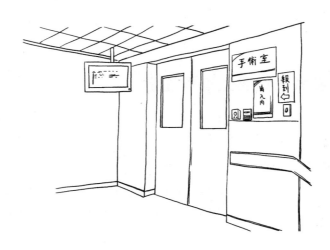

绪，消除紧张心理，避免精神刺激诱发甲亢危象。

◆ 对于非甲亢手术的其他手术患者，术前病史调查时，要主动和医生汇报有无甲亢病史或症状。因为有些非甲亢患者，如甲状腺癌、甲状腺腺瘤等均可以合并甲亢，但因其症状不典型，往往易被忽视，因此详细调查病史，注意与甲亢有相关性的疾病，并采取相应的对策，对预防甲亢危象的发生具有重要意义。

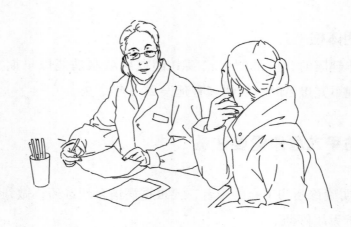

◆ 预防和积极有效地控制各种感染。

# 自养

## ★ 甲亢患者在饮食上需要注意

### 供给充足的蛋白质

甲亢患者对蛋白质的需求高于正常人，应按每日每公斤体重1.2~2.0克供给，并注意选择生理价值高的蛋白质，如瘦肉、牛奶、豆制品等。可多选用豆制品，避免吃过多的动物蛋白，以免刺激新陈代谢。

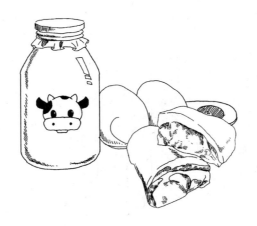

### 🐄 供给丰富的维生素和矿物质

丰富的维生素和矿物质对调节生理功能、改善机体代谢十分必要。

▲ 维生素 $B_{12}$ 对甲状腺功能具有抑制作用，应选用富含维生素 A、维生素 C 和 B 族维生素的食物，如动物肝脏、胡萝卜、绿色蔬菜和水果等。

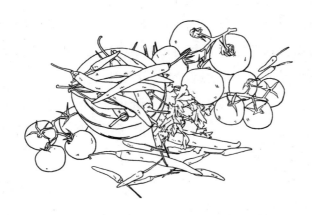

▲ 甲亢患者由于钙、磷转运加速，容易出现骨质疏松和病理性骨折，尤其是症状长期不能控制或腹泻患者。这时可以选用富含钙、磷的食物，如牛奶、果仁、鳝鱼等。

▲ 甲亢患者在合并低钾周期性麻痹时，要选用富含钾的食物，如香蕉、菠菜等。

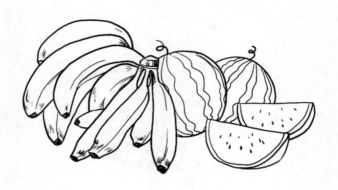

▲ 甲亢患者由于肠蠕动增加，锌吸收减少，加之多汗也可导致锌丢失，可选用瘦牛肉、四季豆等以补充锌。

▲ 必要时应按医嘱口服维生素制剂和钙制剂。

## 供给高热能的饮食

甲状腺激素的过量分泌会导致代谢率增高，氧化过程加速，相应地消耗的热量增多、蛋白质分解和脂肪的代谢速度也加大。因此饮食上应该注意增加碳水化合物食物，每天主食量可在 500 克以上，来满足高代谢的身体对热量的需求。一般情况下，甲亢患者的饭量要比正常人增加 50%～70%，但应

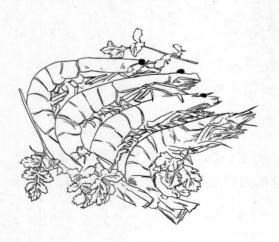

避免一次吃得太多，可增加餐次，除了早中晚三餐外，可适当加餐 2～3 次。

## 避免含碘高的食物

碘参与合成甲状腺激素，在一定剂量范围内，碘摄入的越多，甲状腺激素合成越多，所以高碘饮食可能加重病情。高碘食物有海带、

紫菜、海鱼、海虾等海产品。

## 不吃容易引起兴奋的食物

不吃容易引起兴奋的食物如浓茶、咖啡等，戒烟戒酒。

患者应该树立战胜疾病的信心，解除精神负担，注意休息，配合系统药物，才能早日康复。

---

**温馨提示：甲亢与碘摄入的关系**

碘是生物体内必需的微量元素之一，大量存在于海带、紫菜等海产品中。而甲状腺是人体内唯一能浓聚和利用碘的内分泌腺体，碘是合成甲状腺激素的必需原料。碘缺乏或碘过多与甲状腺疾病的关系均十分密切，可以认为每种甲状腺疾病均与碘有着直接或间接的联系。

长期碘摄入过多可引起碘甲亢，诱发Graves病、其他类型的甲亢（如高功能性甲状腺结节、多发性毒性甲状腺肿）。而对于已患有甲亢的患者，还可能使甲状腺组织硬化，造成病情迁延不愈，影响抗甲状腺药物治疗，碘过量使抗甲状腺药物治疗甲亢时间延长、治愈率下降。研究表明过量补碘后用抗甲状腺药物治疗甲亢的治愈率下降到20%~35%。因此，甲亢患者应避免吃海带、紫菜、海鱼等含碘食物；而且含碘的中药如海藻、昆布等均要禁止食用；患者用盐应食用无碘盐，如为加碘盐应将加碘盐经高温炒一段时间让碘挥发后食用。

## ★ 甲亢患者在运动上需要注意

甲亢患者体内甲状腺激素增多，引起各个系统，如神经、循环、消化等系统都处于功能亢进状态，机体的能量消耗很大。此时要注意适当的休息。患甲亢后的机体活动，应以不影响病情为原则。

这里的休息有两个方面，包括体力和脑力的休息。在病情还没有控制之前，不能从事重体力劳动或持久的脑力劳动，包括紧张的学习、考试、工作加班加点、无时间限制的突击工作等。因此，在甲亢病程初期，如果病情较重，应该安排2~3个月的休息时间，待临床症状改善以后，就可以逐渐参加较轻的工作了。

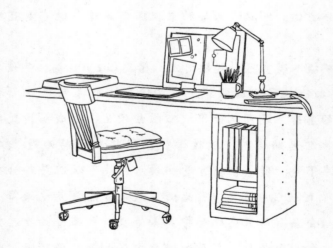

当然，大多数情况下，甲亢患者并不需要长时间卧床休息，适当的体育运动也对身体十分有益。甲亢患者的运动量不能大，不能做太多激烈运动，可进行打太极拳、散步、瑜伽等运动。然而，对于合并心力衰竭等严重并发症的患者，则要注意卧床休息。

**温馨提示：甲亢不是大脖子病**

在生活中，许多人容易把甲亢和地方性甲状腺肿混淆。其实，这是两种截然不同的疾病，尤其是在进食上，其原则恰好相反。碘是合成甲状腺激素的原料，碘的摄入过多或过少都对身体不利。

地方性甲状腺肿是因为缺碘，使甲状腺激素合成减少，所以引起甲状腺代偿性增大，看上去就是"粗脖子"。这种情况就应该多吃含碘的食物。

而甲亢是甲状腺功能亢进，这个时候多吃含碘多的食物会给甲状腺提供大量原料，从而合成大量的甲状腺激素，使已有的甲亢病情进一步加重，所以甲亢患者应忌吃各种含碘丰富的药物及食物。

# 甲状腺功能减退症（甲减）

甲减是甲状腺功能减退症的简称，是指甲状腺功能低下，产生的甲状腺激素明显减少，严重的甲状腺功能减退症称为黏液性水肿。

## ★ 甲减按病因划分的类型

临床上甲减按病因分为4种类型：原发性甲减、继发性（垂体性）甲减、第三性（下丘脑）性甲减、周围性甲减。

## ★ 诱发甲减的常见原因

◆ 桥本甲状腺炎是甲状腺功能减退症最常见的原因。甲状腺常肿大，由于甲状腺功能区逐渐被破坏，其功能减退常在多年以后才发生。

◆ 第二个常见原因是甲状腺功能亢进症治疗后引起甲状腺功能减退，放射性碘治疗或外科手术后均可引起。

◆ 在许多发展中国家里，食物中慢性碘缺乏是引起甲状腺肿大，甲状腺功能低下（甲状腺肿性甲状腺功能减退症）的常见原因。

---

**温馨提示：呆小病**

从胎儿或新生儿起病的甲减称为呆小病，其病因包括甲状腺发育不全或缺如、甲状腺激素合成障碍。患儿表现为出生后不活泼，一般不主动吸奶，哭声低哑，颜面苍白，眼距增宽，鼻梁扁平，舌大流涎，四肢粗短，行走晚，性器官发育延迟等。成人后会导致身材矮小、智力低下、性发育障碍。

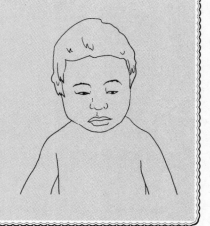

# 自查

## ★ 甲减的概括症状

◆ 畏寒，皮肤干燥少汗、粗厚、泛黄、发凉。

◆ 毛发稀疏、干枯，指甲脆、有裂纹。

◆ 疲劳、嗜睡、记忆力差、智力减退、反应迟钝。

◆ 情绪容易低落抑郁。

◆ 轻度贫血，体重增加，胆固醇水平增高。

◆ 感到肌肉和骨骼僵硬疼痛。

◆ 容易便秘。

◆ 手感到麻木、血压增高或心跳变慢。

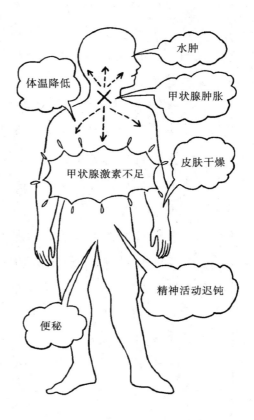

温馨提示：容易误解的几种甲减表现

甲状腺功能减退症（简称甲减），在现实生活中有以下几种症状容易被误解成其他疾病，我们在自我检查的时候也应注意，以免看错科室，耽误病情。

◆ 水肿

常被误解为是肾脏或心脏疾病导致的水肿现象。

常以胫前水肿为先，严重者全身水肿，伴见畏寒、腿重、腰酸无力、精神不好、无力、嗜睡等。轻微的甲减或亚临床甲减（只有TSH升高，其他指标均正常）往往没有明显水肿，只表现为易疲倦不耐劳。

◆ 体质下降，畏寒易感冒

常被误解为是肾虚或风湿痛导致的体质下降。

患者表现为食量未增，体重增加，面色白胖，易反复感冒，伴全身关节疼痛、畏寒等症状。

◆ 性情改变

常被误解为是性情孤僻或焦虑症等心理疾病导致的性情改变。

很多人都知道甲亢的患者性情急躁易怒。其实甲减患者一样可以出现失眠烦躁、心情郁闷、爱发脾气、记忆力减退、反应迟钝等症状。

◆ 月经失调

常被误解为是更年期综合征导致的月经失调。

甲减患者可有月经失调甚至闭经，不少中年妇女就诊时以为自己是更年期引起的"月经不调""皮肤干燥"。

## ★ 患甲减时，身体各个系统具体症状

### 精神神经系统症状

甲减患者会出现智力衰退，记忆力和理解力差，思维迟钝，对周围事物淡漠，无欲，疲乏，嗜睡，言语和动作迟钝等症状。重者可出现痴呆，木僵，甚至昏睡。有些患者情绪急躁焦虑，有幻想、妄想等精神失常表现。对

光刺激反应减低，脑脊液中蛋白质和 α 球蛋白增高。患者嗅、味、听及视觉减退，视物不清，耳鸣、耳聋，常出现手足麻木、刺痛、烧灼痛，腱反射迟钝，跟腱反射时间延长等症状。少数皮下黏液性水肿压迫腕部正中神经，产生腕管综合征。患者一般无典型的运动障碍，但有时可出现共济失调、动作笨拙、步态不稳、眼球震颤等。

### 心血管系统症状

甲减患者几乎都有心血管系统的改变。患者会出现心动过缓、心输出量减少、血压低、心音低钝、心脏扩大等症状，可并发冠心病，但一般不发生心绞痛与心衰，有时可伴有心包积液和胸腔积液。重症者发生黏液性水肿性心肌病。

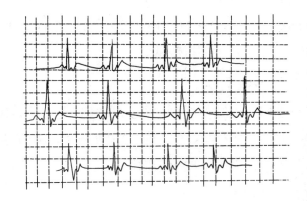

### 消化系统症状

甲减患者唾液分泌减少，口腔黏膜干燥，胃肠道腺体萎缩，胃酸分泌减少，甚至消失，导致恶性贫血与缺铁性贫血。胃肠道可有黏液性水肿，弹性减退。患者常食欲缺乏、腹胀、便秘，严重者出现麻痹性肠梗阻。胆囊收缩减弱而胀大。少数患者有腹水，常伴有其他浆膜腔积液。

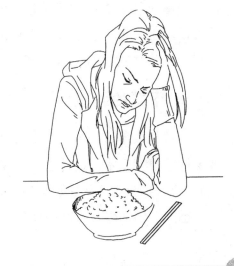

### 皮肤、毛发系统症状

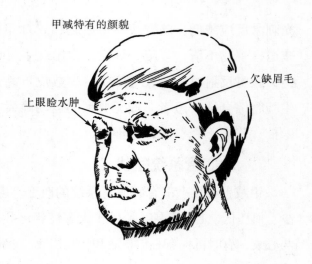

甲减特有的颜貌

欠缺眉毛

上眼睑水肿

甲减患者皮肤无汗，皮脂分泌减少，致皮肤干燥、粗糙、脱屑，状似树皮。由于维生素 A 合成障碍，血中胡萝卜素含量增多，皮肤呈黄白色。因胆固醇增高，偶可见皮肤黄色瘤。由于皮下黏蛋白、黏多糖沉积形成黏液性水肿，使皮肤和皮下组织增厚，皮肤干硬，早期呈非凹陷性水肿，晚期可呈凹陷性。毛发干燥、脆而无光泽，毛发稀少，头发、眉毛、腋毛、阴毛均减少，眉毛外 1/3 可脱落。

### 肌肉与关节系统症状

甲减患者肌肉收缩与松弛均缓慢延迟，常感肌肉疼痛、僵硬。骨质代谢缓慢，骨形成与吸收均减少。关节疼痛，活动不灵，有强直感，受冷后加重，犹如慢性关节炎。偶见关节腔有积液。

### 内分泌系统症状

甲减男性患者可出现阳痿，女性月经过多，久病不治者亦可闭经。肾上腺皮质功能偏低，血和尿皮质醇降低。原发性甲减有时可同时伴有自身免疫性肾上腺皮质功能减退和（或）1 型糖尿病，称 Schmidt 综合征。

### ★ 甲减的并发症

甲减如果不进行治疗，患者最终出现贫血、体温下降、心力衰竭。逐渐发展至神志模糊、木僵或昏迷（黏液水肿性昏迷）。这是一种危及患者生命的并发症，其表现有：呼吸减慢、癫痫发作，脑血流减少。黏液水肿性昏迷可因寒冷、感染、创伤以及抑制中枢神经系统的药物如镇静剂、安定药等诱发。

**温馨提示：得了甲减是否可以怀孕？**

甲状腺素合成不足时，机体不易受孕。即使怀孕，由于甲状腺激素是生长发育所必需的，所以在孕早期它的不足就会导致胎儿神经系统发育障碍，形成呆小症；孕后期甲减，胎儿的生长发育迟缓。所以甲减患者要怀孕，前提是补足甲状腺激素。

怀孕成功后，在怀孕期间也要一直补充足够量的甲状腺激素，而且需要每月监测甲功，因为随着胎儿的长大，所需要的$FT_4$也逐月增多，甲功每月在变，需要及时调整。

# 自防

## ★ 预防甲减需要注意

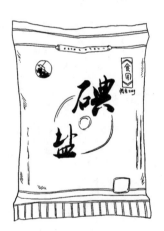

🌀 地方性甲状腺肿流行地区，应进行碘化食盐预防。

🌀 呆小症的病因预防

地方性的呆小症，胚胎时期孕妇缺碘是发病的关键。散发性的呆小症，多由孕妇患的某些自身免疫性甲状腺疾病引起，明确病因进行预防。母体妊娠期服用抗甲状腺药物尽量避免剂量过大，并避免其他致甲状腺肿的药物。另外，患地方性甲状腺肿母亲，其婴儿应做常规脐带血$FT_4$及TSH检测以发现早期病例。

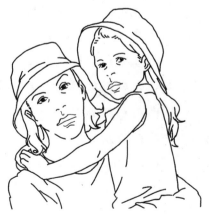

## 成人甲状腺功能减退的预防

及时治疗容易引起甲减的甲状腺疾病，防止手术治疗甲状腺疾病或放射性[131]碘治疗甲亢引起的甲减。

---

### 温馨提示：甲状腺功能的常见检查项目及意义

★ 甲状腺激素水平检查

◆ 血清总三碘甲腺原氨酸（$TT_3$）

三碘甲腺原氨酸简称 $T_3$，由甲状腺滤泡上皮细胞产生。检测血中总 $T_3$ 含量（$TT_3$）是诊断甲状腺功能亢进最灵敏的一种指标。

◆ 血清总甲状腺素（$TT_4$）

甲状腺素简称 $T_4$，全部由甲状腺产生。检测血中总 $T_4$ 含量（$TT_4$）是判断甲状腺功能亢进症（简称"甲亢"）或甲状腺功能减退症（简称"甲减"）的常用指标，同时对病情严重程度评估、疗效监测有应用价值。

◆ 血清游离三碘甲腺原氨酸（$FT_3$）与血清游离甲状腺素（$FT_4$）

尽管 $FT_3$ 仅占 $T_3$ 的 0.35%，$FT_4$ 仅占 $T_4$ 的 0.25%，但它们与甲状腺激素的生物效应密切相关，所以是诊断临床甲亢的首选指标。

◆ 促甲状腺激素（TSH）

主要作用是控制甲状腺，它能促进甲状腺激素的合成，还能促进已合成好的甲状腺激素释放入血液中，对甲状腺本身的生长和新陈代谢也起着重要的作用。血清 TSH 浓度的变化是反映甲状腺功能最敏感的指标。

★ 甲状腺抗体水平检查

◆ 甲状腺球蛋白抗体（TGAb）与甲状腺过氧化物酶抗体（TPDAb）

血清中 TGAb 和 TPDAb 是两种主要的特异性甲状腺自身抗体。自身免疫性甲状腺疾病 TGAb 与 TPDAb 升高，其他甲状腺疾病及健康人群血中亦可检出，TPDAb 是慢性淋巴细胞性甲状腺炎的特异性诊断指标，常显著增高。

◆ 促甲状腺激素受体抗体（TRAb）

TRAb 又称甲状腺刺激性抗体（TSAb）或甲状腺刺激性免疫球蛋白（TSI）。TRAb 是一种甲状腺的自身抗体，是在毒性弥漫性甲状腺肿自身免疫过程中产生的，可以刺激甲状腺产生甲状腺激素，测定 TRAb 有利于对弥漫性毒性甲状腺肿发病机制的研究。

★ 其他检查项目

甲状腺功能检查还包括甲状腺 B 超检查、甲状腺 CT 检查。甲状腺 B 超检查可作为甲状腺大小及容积的测定，协助鉴别甲状腺的良、恶性肿瘤等；甲状腺 CT 检查有助于甲状腺癌的诊断，协助诊断甲状腺癌等。

# 自养

## ★ 甲减患者在饮食上需要注意

### 供给充足的蛋白质

每人每天所需的优质蛋白质的量为每公斤体重至少 1 克。一旦出现蛋白质降低，即应补充必要的氨基酸，供给足量蛋白质，以改善病情。甲减患者应多食用蛋类、乳类、肉类，并注意植物蛋白与动物蛋白的互补。

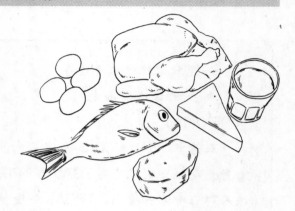

### 科学补碘、限碘

国内通常采用每千克盐调配 20 克碘化钾，以防治甲减引起的甲状腺肿大，使其发病率明显减低，这种碘盐极适用于地方性甲状腺肿流行区。在缺碘地区甲减患者的饮食中，要选用含碘高的食物，海洋来源的食物是天然富含碘的有机食物，以海产品最高，如海带、紫菜、海鱼、海虾等。还可以从加碘调料、加碘食物中摄取。但由于碘极易挥

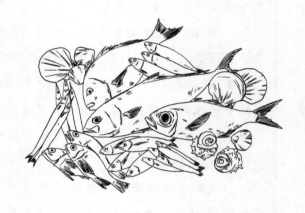

发，碘盐不宜在阳光下暴晒，烹调时碘盐也不宜过早放入。

非缺碘地区患者，尤其是自身免疫性甲状腺疾病患者应限制碘的摄入。

### 限制脂肪、胆固醇的摄入

脂肪是体内供给热能和帮助脂溶性维生素吸收的物质。患甲减时血浆胆固醇排出缓慢，因此浓度升高。因此，应限制脂肪、胆固醇的摄入量，不吃五花肉、动物内脏、蛋黄、奶油等；少吃动物油，可选择不饱和脂肪酸较多的橄榄油、葵花籽油、花生油、菜籽油等。

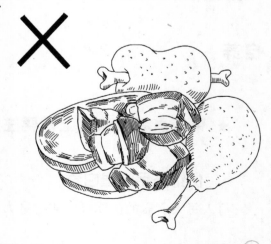

### 补充丰富的维生素和膳食纤维

丰富的维生素对调节机体生理功能有积极的作用，因此必须供给充足，特别是 B 族维生素，可以促进新陈代谢。另外，维生素 C 具有解毒的作用，可减少药物毒副作用，并增加机体抵抗力；小麦胚

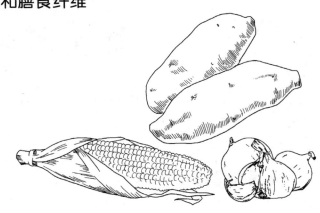

芽油（天然维生素 E）对全身的血管有维护作用，可保护血管，提供营养，防止冠心病，对肌肉乏力均有一定调节作用；为纠正便秘，饮食中膳食纤维供给量应充足。粗杂粮、新鲜蔬菜和水果中含有丰富的维生素和膳食纤维，可尽量选用。另外大蒜有促进物质代谢、增强机体免疫力、抗动脉粥样硬化的作用，可减少心血管疾病的发生率，多食大蒜也有助于缓解病情。

### 忌用致甲状腺肿的物质

避免食用卷心菜、萝卜、木薯、大豆、花生、核桃等，以免引起甲状腺肿大，另外饮水中钙、氟含量增多也易引起甲状腺肿大。易致甲状腺肿的药物也应注意避免，如硫脲嘧啶、硫氰酸盐、对氨基水杨酸钠、磺胺、保泰松、过氯酸钾。

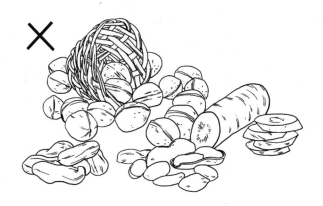

# 甲状腺炎

甲状腺炎是一种常见的甲状腺疾病，女性多见。临床表现多样，发病与病毒感染或自身免疫相关。

## ★ 甲状腺炎的类型

甲状腺炎可分为急性、亚急性、慢性三种。亚急性及慢性甲状腺炎是独立的具有特征性病变的疾病。

### 急性甲状腺炎

急性甲状腺炎为细菌感染引起的急性间质炎或化脓性炎，由于甲状腺对细菌感染抵抗力强，故很少见。

### 亚急性甲状腺炎

亚急性甲状腺炎又称肉芽肿型或巨细胞性甲状腺炎，与病毒感染有关。

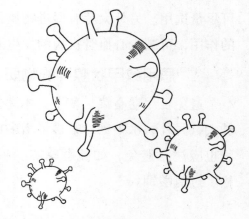

### 慢性甲状腺炎

慢性淋巴细胞性甲状腺炎，是一种自身免疫疾病（见甲亢中温馨提示：什么是自身免疫疾病）：甲状腺肿型为桥本甲状腺炎，甲状腺萎缩型为萎缩性甲状腺炎。

纤维性甲状腺炎，又称 Riedel 甲状腺肿，甚少见。

# 自查

不同类型的甲状腺炎有不同的症状。下面分别介绍常见类型甲状腺炎的症状。

## ★ 肉芽肿型甲状腺炎症状

肉芽肿型甲状腺炎是亚急性甲状腺炎，也叫巨细胞性甲状腺炎。多见于中年及年轻女性。发病有季节性，如夏季是其发病的高峰。起病时患者常有上呼吸道感染。

### 早期伴甲状腺功能亢进症

起病多急骤，呈发热，伴以畏寒、寒战、疲乏无力和食欲缺乏。

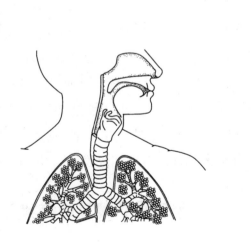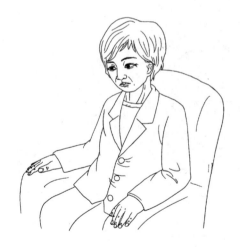

甲状腺部位的疼痛和压痛，常向颌下、耳后或颈部等处放射，咀嚼和吞咽时疼痛加重。

甲状腺病变范围不一，可先从一叶开始，以后扩大或转移到另一叶，或始终限于一叶。

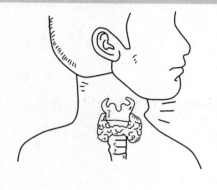

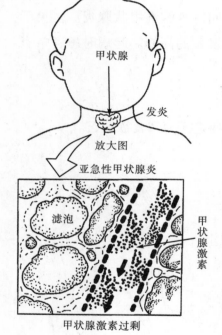

甲状腺

发炎

放大图

亚急性甲状腺炎

滤泡

甲状腺激素

甲状腺激素过剩

慢性甲状腺炎

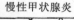

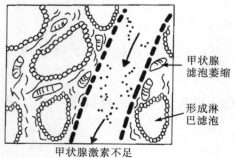

甲状腺滤泡萎缩

形成淋巴滤泡

甲状腺激素不足

病变腺体肿大，坚硬，压痛显著。

病情逐渐发展，呈现甲状腺功能亢进的表现。这是因为，滤泡内甲状腺激素以及非激素碘化蛋白质一时性大量释放入血的原因。

### 🌀 中期伴甲状腺功能减退症

此时临床上表现为甲减的症状。这是因为当甲状腺滤泡内甲状腺激素由于感染破坏而发生耗竭，甲状腺实质细胞尚未修复前，血清甲状腺激素浓度可能降至甲状腺功能减退水平。

### 🌀 恢复期

症状渐好转，甲状腺肿或结节渐消失。

在轻症或不典型病例中，甲状腺仅略增大，疼痛和压痛轻微，不发热，全身症状轻微，临床上也未必有甲亢或甲减表现。本病病程长短不一，可自数星期至半年以上，一般为 2~3 个月，故称亚急性甲状腺炎。病情缓解后，尚可能复发。

## ★ 桥本甲状腺炎的症状

桥本甲状腺炎（自身免疫性甲状腺炎）是最常见的一种甲状腺炎，被认为是甲状腺功能减退症的最常见的原因。

这种类型甲状腺炎最常见于中年妇女，且有甲状腺疾患的家族史。患者中女性多于男性，比例为 8：1。

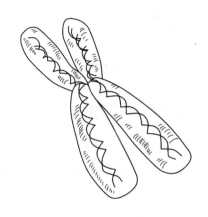

◆ 发展缓慢，病程较长，早期可无症状，当出现甲状腺肿时，病程平均达 2~4 年。

◆ 全身乏力，许多患者没有咽喉部不适感，10%~20% 患者有局部压迫感或甲状腺区的隐痛，偶尔有轻压痛。

◆ 甲状腺肿，多为双侧，也有单侧。甲状腺往往随病程发展而逐渐增大，但很少压迫颈部出现呼吸和吞咽困难。

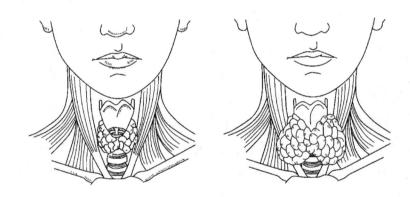

◆ 颈部淋巴结一般不肿大，少数病例也可伴颈部淋巴结肿大，但质软。

桥本甲状腺炎无特殊治疗方法。大多数患者最终发展为甲状腺功能减退症，必须终生使用甲状腺激素替代治疗。甲状腺激素可能有助于缩小甲状腺肿。

# 自防

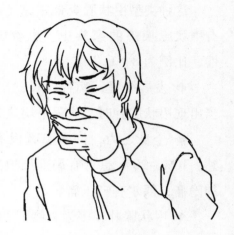

## ★ 预防甲状腺炎需要注意

### 预防及及时治疗感染

由于亚急性甲状腺炎的发病和病毒的感染有关，所以避免上呼吸道感染及咽炎对预防亚急性甲状腺炎发生有重要意义。

### 日常生活饮食是否合理对甲状腺炎的预防有着很重要的意义

饮食以清淡、营养丰富且易于消化为宜，注意补充足够热量及营养如糖、蛋白质及 B 族维生素等，以补充疾病对机体的消耗。有部分不了解甲状腺炎的患者认为甲状腺炎和碘元素的缺乏是密切相关的，只有大量补充碘元素，才能够彻底防治甲状腺疾病。但是医学研究表明，甲状腺疾病的病因虽然至今未能完全明确，但是甲状腺疾病是由于多种因素产生的，碘只是其中的一种，盲目增大碘摄入只会加重病情。

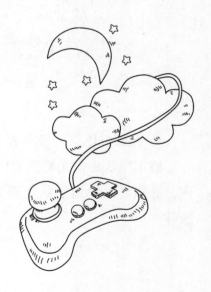

### 注意休息和锻炼相结合，保持充足和良好的体力远离疾病的侵袭

避免过多劳累和熬夜加班、打游戏等，合理运动提高机体抵抗力。

生活、工作环境要保持空气清新。

睡眠要有质量，心情要舒畅，低落的心情

会诱发疾病的滋生。

多锻炼身体、多做有氧运动，使身体健康达标，减少病毒的入侵。

### 🌀 控制情绪

起伏不定的情绪会导致甲状腺激素的分泌严重受到影响，可能引起甲状腺炎的发生。所以在日常生活大家应该尽量保持一个良好的心态，以免精神受到刺激而引起桥本甲状腺炎等疾病。

# 自养

## ★ 甲状腺炎患者在日常生活中需要注意

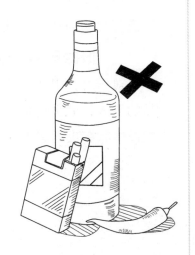

◆ 热能需要量应结合临床治疗需要和患者食量而定，避免一次性摄入过多。少食多餐，不能暴饮暴食。及时根据病情，不断调整热能及其他营养素的供给量。忌辛辣、烟酒。

◆ 补充充足的水分，每天饮水 2500ml 左右，忌咖啡、浓茶等兴奋性饮料。

◆ 一定要供给丰富营养素，适当增加矿物质供

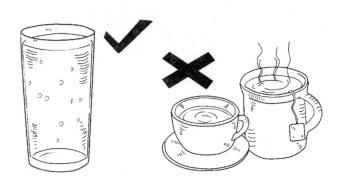

给，尤其是钾、钙及磷等，如有腹泻更应注意之。多选用含维生素 $B_1$、维生素 $B_2$ 及维生素 C 丰富的食物，适当多食肝类、动物内脏、新鲜绿叶蔬菜，必要时补充维生素类制剂。

绿叶蔬菜、粗粮以及许多水果都是高纤维食物。如蔬菜中的白菜、芹菜、空心菜，粗粮中的黄豆、绿豆、燕麦。

### 注意营养成分的合理搭配

应适当增加碳水化合物供给量，注意蛋白质的补充，避免过多的摄入脂肪量，饮食一定要易消化。

### 根据病情合理安排碘的摄入

对于合并甲状腺功能亢进的患者，饮食中应暂时限制海带、紫菜等海产品的摄入，减少食物中碘的含量；而甲状腺功能低下的患者，如慢性淋巴细胞性甲状腺炎的患者出现甲减症状时，饮食中亦应适当限制碘的摄入。

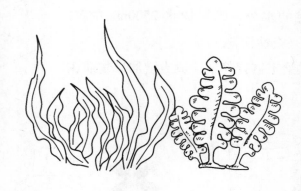

# 更年期综合征

更年期综合征，又称围绝经期综合征，一般发生在 45~55 岁之间，是指在妇女从生育期向老年期过渡的生理转化期间，由于卵巢功能衰退引起的"下丘脑-垂体-卵巢"生殖内分泌轴功能障碍而出现一系列躯体症状的综合征。

在了解更年期综合征之前，我们应该知道一些女性生理的特征。

## ★ 女性生理分期

女性从新生儿到老年，是一个渐进的生理过程。按年龄划分为 6 个时期。

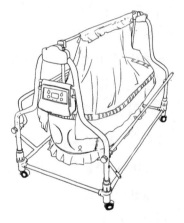

### 🌑 新生儿期

出生后 4 周内称新生儿期。

### 🌑 幼年期

从出生 4 周到 12 岁称幼年期。在 10 岁以前，身体持续发育，但生殖器仍为幼稚型，约 10 岁起，卵巢中开始有少量卵泡发育，但仍不到成熟阶段，女性特征开始出现。

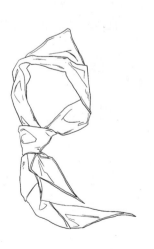

### 🌑 青春期

从月经初潮至生殖器官逐渐发育成熟的时期称青春期。生理特点：身体及生殖器官发育迅速，第二性征形成，出现月经。

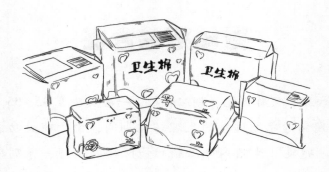

### 性成熟期

性成熟期是指卵巢功能成熟并有性激素分泌及周期性排卵的时期。一般自18岁左右开始逐渐成熟，持续约30年。在性成熟期，生殖器各部和乳房也都有不同程度的周期性改变。

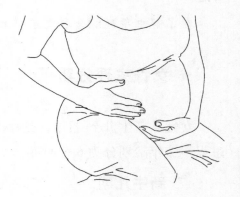

### 更年期

更年期是女性卵巢功能和生殖器官逐渐过渡向萎缩衰退时期。突出的表现为经量减少，最后绝经。一般发生在45～52岁。此期卵巢功能逐渐衰退，卵泡不能发育成熟及排卵。

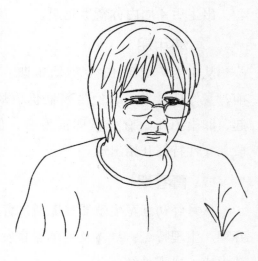

### 老年期

此期卵巢功能进一步衰退、老化。由于衰老，性激素减少，易致代谢紊乱。

## ★ 雌激素的作用

雌激素对于女性来说是十分重要的激素。它主要来源于卵巢，同时也对卵巢自身功能的形成有促进作用。

此外，雌激素还有其他作用，如

◆ 调节卵泡发育，促进卵泡成熟，为受精及早期胚胎发育做准备。

◆ 促进子宫的发育和生理功能的行使。

◆ 促进女性第二性征的发育。

◆ 促进阴道上皮增生，增加阴道酸度，防止病菌侵入，增强抵御感染的能力。

◆ 减少动脉硬化及冠心病的发生。

◆ 促进骨中钙、磷沉着，防止女性骨质脱钙。

◆ 提高女性对各种传染病的抵御能力。

## ★ 生殖内分泌轴

在女性体内，存在一套"下丘脑-垂体-卵巢"生殖内分泌轴，负责调控女性从生长发育到生育子女等一系列生理进程。下丘脑、垂体和卵巢这三级组织在中枢神经系统的调控下，形成一个封闭的自动反馈系统，相互协调、制约，以保障女性生殖内分泌系统的相对稳定，保障排卵的正常进行，保障月经的规律性。

### 🕊 下丘脑

下丘脑位于大脑底部，在中枢皮层下，属于神经内分泌器官，它相当于一个"施令器"，能够传导神经冲动。同时，下丘脑的某些神经元细胞又具有双重功能，还可以分泌多种释放激素和抑制激素。

其中与女性生殖内分泌系统的生理功能有直接联系的是促性腺激素释放激素，该激素在释放后通过脑垂体门脉血管系统脉冲式地到达垂体前叶，促使垂体前叶的促性腺细胞分泌出相应的激素。

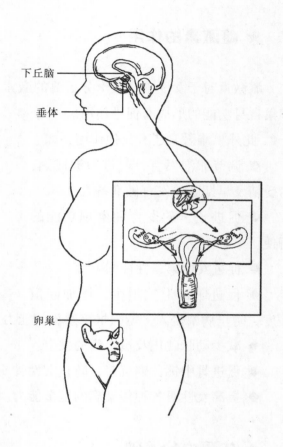

### 💫 垂体

垂体位于大脑底部蝶骨形成的垂体窝中。它相当于一个"换能器"。垂体在来自下丘脑的促性腺激素释放激素的作用下，可分泌两种促性腺激素——卵泡刺激素和促黄体生成激素。前者能刺激卵巢中卵泡生长发育和颗粒细胞增生，并能在少量促黄体生成素的参与下使卵泡分泌雌激素；后者在卵泡刺激素的影响下，可以使成熟的卵泡排卵，促进黄体形成和分泌雌激素、孕激素。

### 💫 卵巢

卵巢位于盆腔内，是女性的性腺。具有生殖功能和内分泌功能，相当于"执行器"。在垂体分泌的卵泡刺激素和促黄体生成激素的作用下，卵巢中的原始卵泡逐渐发育为成熟的卵泡，并进行周期性排卵。卵子排出后，卵泡壁形成黄体合成分泌雌激素、孕激素和少量的雄激素。在这些激素的作用下，使生殖器官的组织形态产生周期性的改变；同时，雌激素和孕激素又反馈到下丘脑，对其分泌功能产生促进或抑制作用。卵巢是垂体的靶器官，在生殖内分泌轴中具有极为重要的作用，对子宫内膜、子宫颈、阴道上皮的增生、脱落及宫颈分泌功能的改变等都起着主导性作用。

## ★ 卵巢在各个时期的变化

卵巢是女性的生殖腺，它在女性一生中有很重要的作用。它负责孕育卵细胞与排卵，还有分泌性激素的功能，对机体有重要功能。从幼儿期到老年期它受激素调控，形态重量在不断变化，行使的内分泌生理功能也随着年龄的增长有强弱之分。

更年期早期，还有排卵甚至受孕现象发生。但随着卵巢功能逐渐衰退，卵巢皮质变薄，逐渐萎缩，大部分卵母细胞和卵泡已发育排卵或发生衰变。

在绝经前期，卵巢出现无排卵周期，无黄体形成。卵巢分泌的雌激素减少，不能维持子宫内膜，导致子宫内膜的增生与脱落都不再规律，引起月经紊乱，经量时多时少等。

当卵泡数量减少到一定程度，卵巢对"下丘脑-垂体"的命令就失去执行能力，卵泡不再发育、卵巢分泌的雌激素也不再具有维持子宫内膜增生与脱落变化的能力，月经就停止了。

绝经后，排卵也随之停止了。血中雌激素和性激素的含量会不断减少，致使女性的生育能力降低以至消失。这时卵巢还能产生一定的生理功能。

在绝经3~5年后，卵巢体积减小，重量减轻，表面皱缩，质地变硬，成为一团纤维组织。此时卵巢的内分泌功能丧失，同时也宣告女性步入老年期。

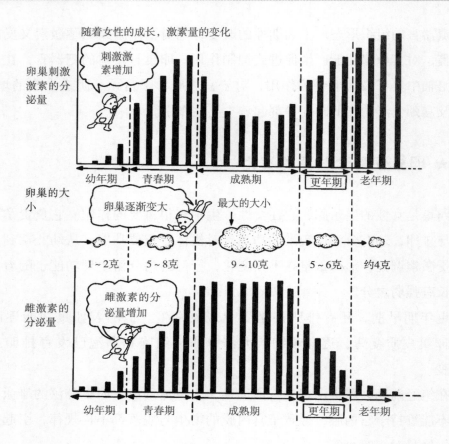

随着女性的成长，激素量的变化

卵巢刺激激素的分泌量

刺激激素增加

| 幼年期 | 青春期 | 成熟期 | 更年期 | 老年期 |

卵巢的大小

卵巢逐渐变大

最大的大小

1~2克　　5~8克　　9~10克　　5~6克　　约4克

雌激素的分泌量

雌激素的分泌量增加

| 幼年期 | 青春期 | 成熟期 | 更年期 | 老年期 |

## ★ 更年期阶段划分

　　由于更年期的概念比较模糊，1994年，世界卫生组织人类生殖特别规划委员会提出用"围绝经期"来代替"更年期"。但目前这一提法尚未得到普遍推广，这一名称还没有被广大的群众所熟悉。医学上以绝经为分界，将更年期分为绝经前期、绝经期和绝经后期，即统称为"围绝经期"。

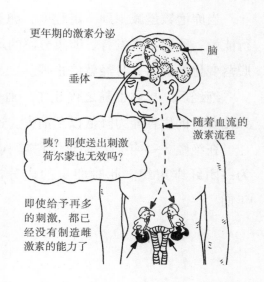

更年期的激素分泌

脑

垂体

随着血流的激素流程

咦？即使送出刺激荷尔蒙也无效吗？

即使给予再多的刺激，都已经没有制造雌激素的能力了

绝经前期指的是绝经前的几年，即卵巢功能开始衰退的时期。该时期，卵巢内卵泡的数量迅速减少，卵母细胞和卵泡大都已发育排卵或衰变，只有极少数的卵泡能够发育成熟并成功排卵。所以，此期间会出现频发无排卵性周期，月经周期也开始变得不规则，月经量逐渐减少以至停止月经。虽然此时有的女性可能月经周期仍很正常，甚至会受孕，但卵泡发育不全，受孕后很容易发生流产或孕育出畸形胎儿。所以，进入绝经前期的女性一定要避免生育。此期持续的时间因人而异，长短不一，一般2~5年，但也有持续10年的。伴随月经失调，多数女性会出现各种精神神经症状，如烦躁、焦虑、易发脾气、疑虑、思想不集中、失眠多梦、顾虑重重等。

绝经期指卵巢功能进一步衰退，雌激素分泌减少，致使子宫内膜增生、分泌而剥脱出血，月经完全停止。一般认为，进入更年期的女性月经要连续停止12个月以上，才算绝经。进入更年期的女性生理绝经的年龄一般在40~55岁之间。早于40岁停止月经的被称为早发绝经，而晚于55岁才停止月经的被称为晚发绝经。早发绝经和晚发绝经都属于病理性绝经。除此之外，还有一种绝经被称为人工绝经，指的是手术切除卵巢或经放射治疗使卵巢丧失功能。

绝经后期指从月经停止12个月后直至卵巢功能完全消失的时期。绝经后卵巢的功能继续退化，雌激素的分泌越来越少，卵泡数量亦不断减少并最终消失。此时的女性除了患有绝经前期的各种精神神经症状外，还会伴随有体内各个内分泌器官的萎缩、退化，激素功能的明显降低，人随之进入老年期。根据个体的情况，这一阶段一般会持续6~8年，有些人可能会长至20年甚至更长。

---

**温馨提示：月经是如何产生的?**

月经周期是由垂体激素（黄体生成激素和卵泡刺激素）和卵巢性激素（雌激素和孕激素）复杂的相互作用调节的、有规律的周期性改变。

垂体分泌卵泡刺激素（FSH）和黄体生成素（LH），这两种激素随着血液循环达到卵巢，卵泡刺激素可以使卵泡成熟。

成熟的卵泡会产生雌激素，它和 FSH 一起，使子宫内膜增殖肥厚。

卵泡成熟时，FSH、LH、雌激素的分泌增加，卵泡破裂，卵细胞排出，这就是排卵的过程。

排卵的卵泡在 LH 的作用下，成为黄体，分泌孕激素，让子宫内膜肥厚，这样可以使受精卵容易着床。

但如果未受精，则雌激素和孕激素就会减少，增厚的子宫内膜失去两种激素的支持，剥落出血，随着出血而排出体外，这就是月经。

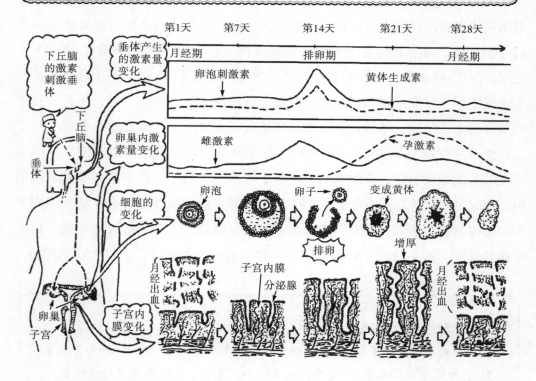

## ★ 更年期综合征

更年期综合征是指开始出现因卵巢功能下降而导致的症状直至绝经后一

年内的阶段。而从开始出现绝经趋势到最后一次月经叫做绝经过渡期。围绝经期综合征是指妇女在绝经前后由于雌激素水平波动或下降所致的以自主神经功能紊乱为主，伴有神经心理症状的一组综合征。

### ★ 正常的绝经年龄范围

我国妇女的绝经年龄多于 45～55 岁之间，平均 49 岁，发达国家 50～52 岁，非洲 47 岁。在 40 岁以前绝经则为早发绝经或卵巢早衰。妇女绝经年龄受遗传、营养、体重、嗜好、生育、疾病、环境等多方面因素的影响。有的妇女在绝经过渡期这些症状已开始出现，并持续到绝经后的 2～3 年，少数人可持续到绝经后的 5～10 年。90% 的妇女都会有轻重不等的围绝经期综合征的表现，有的需要治疗，有的则可以自我调理。

## 自查

### ★ 更年期综合征的症状

更年期综合征的表现多种多样，这是因为女性激素在全身有 300 多个"靶点"，因此，它是一种疾病在全身不同系统的综合表现。当然，妇女在绝经前后，如果身体出现不适，应该先到妇科门诊做检查，排除了妇科疾患的可能性后，再进一步诊治，以免误诊误治。

### ★ 更年期综合征常见概括症状

◆ 月经紊乱
◆ 潮热出汗

◆ 焦虑抑郁、烦躁易怒

◆ 头晕、头沉

◆ 胸闷、心慌

◆ 阴道干涩、尿频急或排尿不畅

◆ 记忆力下降

◆ 皮肤干裂或瘙痒

◆ 体形发胖

◆ 腰腿疼痛、易发生骨折等

## ★ 更年期综合征各系统症状

### 月经改变

进入更年期后的第一个症状往往就是月经的改变，包括月经周期的不规则，经前（后）阴道流血淋漓不净，或长时间闭经后出现阴道流血，且量多如注，持续时间长，或月经周期逐渐延长，经期缩短，经量减少。

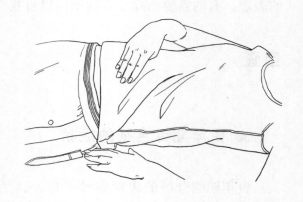

这时的月经变化是由于卵巢功能衰退引起的。但若在绝经后出血、性交后出血则可能存在病变，因此要高度重视。所以更年期女性要格外注意上述异常出血，这种情况应立即去医院做病理性检查。

### 心血管症状

有 15.2% 更年期女性会出现轻度高血压。特点为收缩压（高压）升高而舒张压（低压）不高，阵发性发作。时而正常，时而不正常；有 28.9% 妇女出现假性心绞痛，表现为心前区闷痛不适、心慌、气急、心电图可有 ST 段下降。

### 阵发性潮热

进入更年期后的特征症状是阵发性潮热。经常出现在绝经期前1~2年，但主要发生于绝经后，一般持续1~2年后自然消失，也有部分妇女持续5年以上。

诱发因素：外界刺激如压力大、室温高、活动过多、衣被过暖等。

常表现为：头颈和胸部皮肤突然发红，伴有全身的烘热感，症状消失时约有半数妇女汗水淋漓，继之畏寒发抖。

潮热持续时间：数秒至数分钟不等。

发作频率：夜间和黄昏较多，也有晨起烘热出汗者。

潮热严重会导致睡眠缺乏。

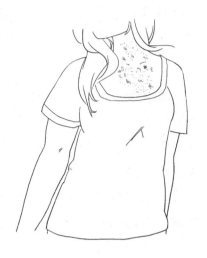

### 精神神经症状

主要的精神症状是忧郁、焦虑、多疑等，且为首次发病，多伴有性功能衰退。

兴奋型，如情绪烦躁、易激动、失眠、注意力不集中、多言多语、大声哭闹等神经质样症状。

抑郁型，如烦躁焦虑、内心不安、恐惧害怕、记忆力减退、缺乏自信、行动迟缓，严重者对外界事物冷淡，对生活、工作不感兴趣，甚至发展成严重的抑郁症。

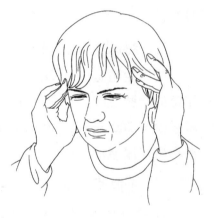

### 皮肤毛发改变

由于内分泌失调会导致皮肤营养障碍，表现为干燥或发生皲裂，皮肤变薄，失去弹性，

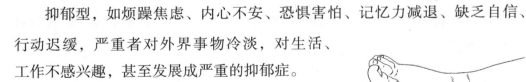

出现皱纹。严重者会产生皮炎、多汗、水肿、脱发，无明显皮损而感到皮肤瘙痒。

## 骨质疏松

雌激素有促进肠钙吸收，抑制破骨细胞活性的功能。而骨骼上有雌激素的受体，进入更年期后，雌激素水平下降，就会导致骨质疏松。

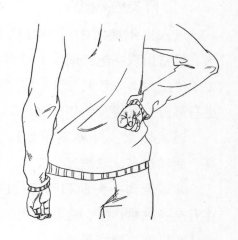

更年期骨质疏松表现为腰背痛、骨关节痛、身高缩短，有的还出现驼背、牙齿脱落，严重者在无明显外力下会出现骨折。

## 泌尿生殖道改变

泌尿生殖道改变表现为阴道干涩、灼热感、外阴瘙痒、性交痛；尿频、尿急的膀胱过度活动症（尿频：日间多于 8 次／日，夜间多于 2 次／日，每次尿量少于 200 毫升），以及伴有尿痛的反复尿路感染；子宫脱垂，阴道前后壁膨出伴尿潴留、排便困难。

## 肥胖或体形改变

有 15% 的女性在进入更年期后开始肥胖，脂肪主要在下腹和臀部呈现不对称堆积。肥胖增加 2 型糖尿病、高血压的风险，也会对心脏造成负担，易患动脉粥样硬化、冠心病、胆囊炎、子宫癌等。

这些症状不一定会在每一位更年期女性身上出现，即使出现，症状的表现和轻重程度也因人而异。

### 温馨提示：更年期女性容易发生肥胖的原因

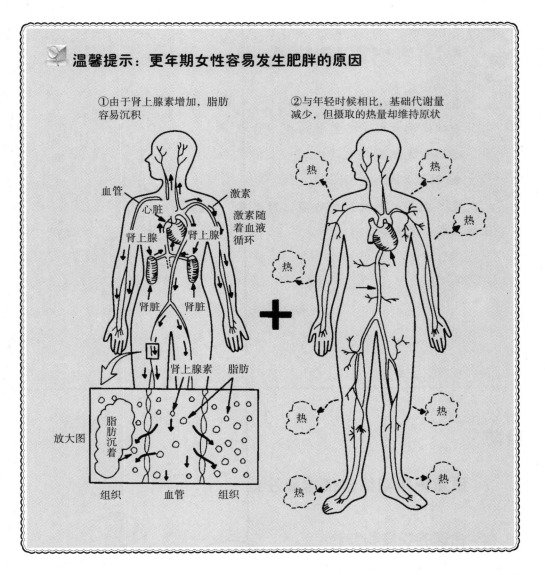

①由于肾上腺素增加，脂肪容易沉积

②与年轻时候相比，基础代谢量减少，但摄取的热量却维持原状

◆ 脂肪的沉积

更年期增加的肾上腺素会促进脂肪的沉积。

◆ 热量摄取过剩

基础代谢量减少，热量的使用量减少，因此造成热量摄取过剩。

◆ 肥胖发生

更年期是容易发胖的时期，因此要注意膳食营养均衡。

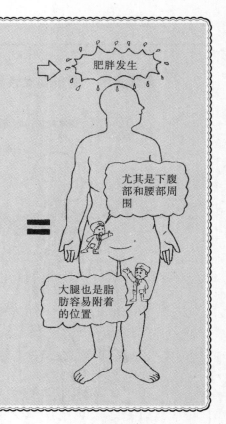

肥胖发生

尤其是下腹部和腰部周围

大腿也是脂肪容易附着的位置

# 自防

## ★ 预防更年期综合征需要注意

### 合理的饮食和营养

步入更年期后由于脏腑功能逐渐减退，消化系统功能也相应不如从前，饮食减少，营养欠佳，常引起记忆力减退、体倦乏力等症。所以，饮食上

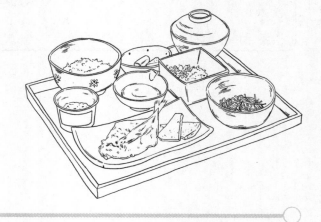

更应注意营养均衡。需要做到：三低两高一适，即低热量、低脂肪、低糖类，高蛋白，高维生素，适当的无机盐类。

### 🌀 安排好工作、生活与休息

在更年期中，饮食起居要有规律，劳逸适度，保持充分的睡眠时间，并要节制性生活，以每周一次较为合适。妇女进入更年期后，阴道酸性降低，黏膜变薄，局部抵抗力减弱，容易受细菌、滴虫和霉菌感染，所以更应注意阴部清洗卫生。

### 🌀 认识更年期的生理特点

应有充分的思想准备，及时发现更年期的"信号"，并采取必要的治疗措施。应特别注意月经变化，如果经期延长太久，经量太多，或停经后又出现阴道流血，或白带增多时，应及早请医生检查，以便及早发现更年期宫颈息肉、宫颈癌等常见器质性病变。

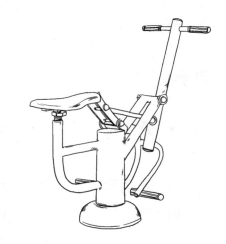

### 🌀 体育锻炼

中年人，尤其是中年知识分子最大的问题是脑力劳动过多、体力活动过少。而体育活动能增强体质，使人精神爽朗，是缩短更年期、减轻各种不适症状的有效措施。在进入中年期后，要根据自己的身体条件，选择合适的运动项目，每天运动1个小时左右，最好采取变速运动。循序渐进、量力而行和持之以恒。

### 🌀 心理卫生

俗话说"人到中年百事多"，工作的繁忙，家庭的负担，以及孩子的升学、就业和婚姻问题都会带来许多烦恼。在这种情况下，大脑皮层长期处于紧张状态，就会加重精神、内分泌以及内脏功能的紊乱，使原有的更年期严重和复杂化。因此，应当努力控制自己，保持情绪的稳定，陶冶自己的情操，遇事不烦、不急、不怒，切不可焦虑不安。

温馨提示：手术切除子宫或卵巢会导致围绝经期综合征发生吗？

如果在绝经前切除双侧卵巢，那么，在手术后2周就可能出现围绝经期综合征的表现，术后2个月达高峰，持续约2年左右。若因子宫肌瘤切除子宫而保留了卵巢，那么，由于卵巢的血液供应受到影响，围绝经期综合征可能会提前一些时间出现。

## 自养

### ★ 更年期综合征患者在饮食上需要注意

#### 多吃动物性食品及黄豆

如鸡蛋、鱼、牛奶、畜禽类瘦肉及内脏。黄豆等都含有大量的优质蛋白、钙、磷、铁、锌、多种维生素及必需脂肪酸等，都是更年期必需的营养物，可防治很多并发症。值得重视的大豆，除含大量不饱和脂肪酸（亚麻油酸最丰富）能降低胆固醇

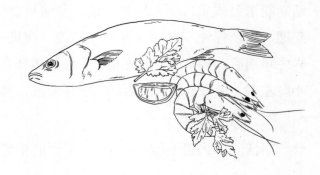

外，它还含有大量的黄体酮，在机体可转化为许多激素，以维持人体代谢功能。

### 多吃含铁钙锌铜的杂粮和含多种维生素的水果蔬菜

如小米、玉米、黄米、麦片等。水果蔬菜不可少，如酸枣、苹果、红枣、桑葚、香菇、小白菜、油菜、芥菜、甘蓝、西红柿、胡萝卜、菠菜等，它们能安神、降压、防贫血，维持神经健康，促进消化，防止头晕、头痛和记忆力衰退，并提高免疫力，增加抵抗力，增进食欲等。

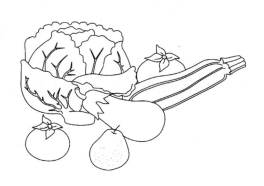

### 少吃动物油及肥肉、多吃植物油

少吃动物油及肥肉、多吃植物油，如豆油、花生油、菜籽油、玉米油及香油等。它们除含大量必需脂肪酸外，还含有丰富的谷固醇，能抑制胆固醇在肠道内吸收，防止肥胖、动脉硬化及心脏血管病。少吃白糖、甜点心及含糖多的零食。加强饮食调理，多食豆制品、新鲜蔬菜和水果，少食糖和脂肪食品，尤需限制动物脂肪与肥肉的摄入量。

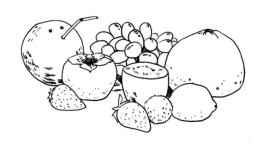

### 增加钙的摄取量

绝经前的妇女每天要补充钙1000毫克，绝经后的妇女要摄入1500毫克，才能满足机体的需要。同时要补充维生素D，以增强钙的吸收。必要

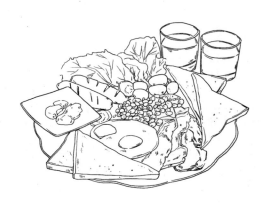

时需要咨询医生加服钙制剂和补充雌激素。更年期妇女要多参加户外活动，多晒太阳，让骨质经常受到应力刺激，吸收足量的钙保持强壮，并预防骨质疏松。

## 不宜多饮酒

否则易引起消化系统、心血管、神经系统的损害。

### ★ 更年期需要补充的营养物质

| 营养物质 | 来源 | 功能 |
|---|---|---|
| B 族维生素 | 肝脏、全谷类、小麦胚芽、酵母、酸奶酪、豆类、牛奶、肉类等 | 消除疲劳，缓解不适感 |
| 钙 | 牛奶、奶酪、优酪乳、小鱼干、海米、蛤蜊、牡蛎、芝麻、坚果类、豆腐、海带、苋菜等 | 可保证骨骼健康，松弛神经，预防和缓解骨质疏松症状 |
| 镁 | 坚果类、黄豆、腰果、南瓜、玉米、茄子、土豆、肉类、深色蔬菜等 | 能维持正常的神经功能，维持正常的心跳节律 |
| 植物性雌性激素 | 异黄酮来源于苜蓿、大豆、扁豆等。木酚素和黄酮存在于水果蔬菜中 | 有利于缓解女性的更年期症状 |
| 维生素 A | 鱼肝油、肝脏、蛋、深绿色或深黄色蔬菜、胡萝卜、菠菜、西红柿、红心红薯、木瓜、芒果等 | 提高免疫力，维护视力健康 |
| 维生素 C | 所有蔬菜、水果 | 增强免疫力，促进牙齿骨骼健康 |
| 维生素 E | 植物油、深绿色蔬菜、肝、肉类、豆类、蛋、牛奶、坚果类等 | 有抗自由基的功效，可延缓衰老 |

## ★ 更年期综合征患者在生活上需要注意

### 多进行户外活动

室外空气较好，尽量做脚着地的活动，这样可以预防骨质疏松。

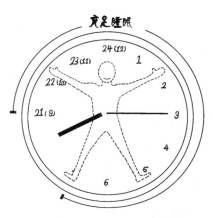

### 保证充足睡眠

最好有 6~8 小时的睡眠，且在晚上 10 点钟开始进入睡眠状态。

### 预防外生殖器感染

更年期泌尿生殖道处于萎缩状态，抗感染能力弱，所以更要注意保持外生殖器的清洁，预防泌尿道的感染和阴道炎的发生。如果出现了生殖系统方面的不适，要及时就医。

### 注意阴道异常出血

重视绝经前的月经失调和绝经后的阴道流血。此期是肿瘤的好发年龄段，出现这类情况，应及时到医院检查，排除器质性病变。

### 保持心理平衡

更年期的女性心理比较脆弱，但每个女性都要经历这个特殊时期，一定要客观地正视这个现实，还要注意调整好人际关系。

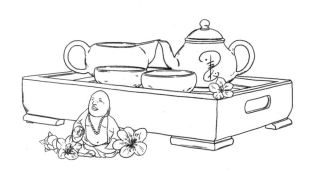

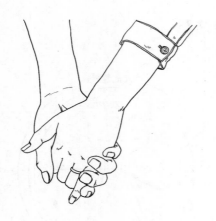

### 注意避孕

停经 12 个月以上，是明确绝经的标准，这种情况下才可以不避孕。如果没有明确绝经，可能会偶尔出现卵巢排卵，就有可能受孕，不仅会增加做人流的危险，还可能引发其他一些疾病，如葡萄胎。

### 多做收缩提肛肌的锻炼

更年期女性雌激素减少，体内支撑组织比较松弛，容易出现子宫脱垂、尿失禁等情况。做提肛肌的锻炼对这种情况有一定效果，可以每天做 3 次提肛练习，每次 15 分钟。

### 绝经期症状严重要接受治疗

如果绝经期症状严重，如潮热、出汗等严重，脾气很暴躁，生殖道萎缩严重，经常出现尿路感染，有骨质疏松的表现，可以考虑激素替代疗法。但须在医生严密监护和随访下进行，否则有引起其他疾病的危险。

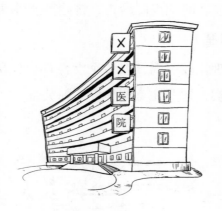

# 性 早 熟

性早熟是指女孩的性成熟期开始在 8 岁以前或男孩在 10 岁以前。女孩性早熟比男孩多 2~5 倍。

## ★ 儿童的正常发育过程

在正常的生理状态下，人体的生长发育是受到大脑精密调控，配合激素的分泌，遵循严格的时序性。人体大脑接近下丘脑部位，存在着一个特殊的功能结构，它就像电门"开关"一样，操控着儿童青春发育的启始。随着年龄的增长，中枢神经系统逐渐发育成熟，也就是说，女孩在 11~13 岁、男孩在 12~14 岁时，青春发育的"开关"奉中枢神经系统的命令开启，下丘脑开始脉冲式地分泌促性腺激素释放激素，促性腺激素释放激素转而作用于脑垂体，使之合成和释放促性腺激素，进而促性腺激素作用于性腺（睾丸或卵巢），督促其制造和分泌大量的性激素（主要为睾酮和雌二醇），性激素具有十分广泛的生理作用，于是就开始了人生中标志着从幼稚走向成熟的重要转折阶段——青春期。

## ★ 青春期的生理变化

人体的性发育通常遵循一定的顺序，虽然发育变化的时间会因人而异，但都发生在一定的年龄范围内。如图所示，黑点表示此种变化开始的平均年龄。

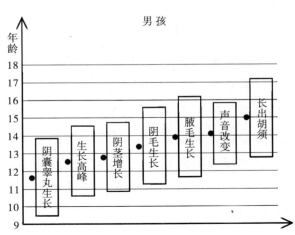

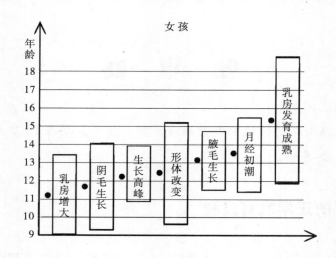

## ★ 真性性早熟和假性性早熟

### 真性性早熟

又称中枢性性早熟。真性性早熟是诱导正常青春期的神经内分泌功能超前启动，由于垂体过早地释放性激素（促性腺激素）引起的。这些激素会影响性器官。

垂体异常会引起激素过早地释放，如分泌激素的腺瘤，或大脑内控制垂体的丘脑下部异常。

### 假性性早熟

又称末梢性性早熟。因为性腺轴以外的因素引起性激素过多而发生性早熟。假性性早熟的儿童，体内会产生很高水平的雄性或雌性激素。原因可能是肾上腺、卵巢或睾丸内有小肿瘤。这些激素不会使性腺成熟，但确实会使儿童看起来像成人。

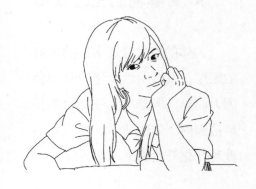

## ★ 性早熟发病率增加的可能机制

### 环境因素

环境内分泌干扰物（EEDS）类物质如洗涤剂、农药及塑料工业废物等，污染土壤和水源，进入人体后，会影响人体自然激素的合成、分泌和运转。可以同激素受体结合，可产生拟雌激素活性或抗雄激素活性，从而可改变人类和野生动物内分泌系统的功能，导致生殖、发育和行为异常。

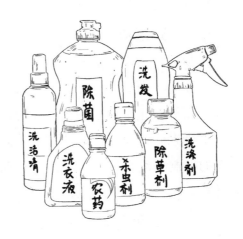

人工合成雌激素的滥用。很多不法养殖户追求高产量，把人工合成雌激素添加在饲料中，这些肉类被人食用后，人工合成的雌激素就会进入人体内，影响内分泌。还有植物雌激素污染了我们吃的水果、蔬菜，由于在瓜果生长、成熟过程中使用了植物激素，使市场上出售的瓜果、蔬菜又大又漂亮，但吃出来味道平淡，还把这些激素带入体内，人体的雌激素水平自然会增加。

### 生活环境的变化

很多家长会给孩子吃各种各样的补品，如牛初乳、花粉、蜂王浆、蚕蛹、冬虫夏草等，希望孩子身体健康。其实这些补品里有高含量的雌激素，长期食用容易诱发性早熟。

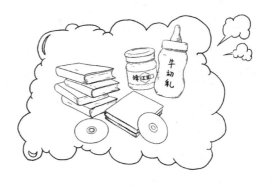

情感类电视剧、电影、书籍、漫

画，其中某些情节如接吻、拥抱或性行为对儿童也有刺激作用。

汽车的大量使用，也会对环境产生影响。大量的研究反映汽油燃烧产生汽车尾气时可检出雌激素活性，它们被吸入人体内，也会干扰机体的内分泌系统。

### 🌸 光污染

现代社会产生的过量的或不适当的光辐射，如人工白昼、彩光污染、电脑显示屏亮度太强等，儿童若受过多的光线照射会通过减少松果体对褪黑激素的分泌，降低对性发育的抑制作用，导致青春发育提前，甚至性早熟。

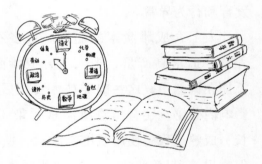

### 🌸 心理因素

儿童被迫学习过重，课外体育活动时间少，容易肥胖，导致性早熟；留守儿童得不到关爱，心情压抑也可发生性早熟。

### 🌸 肥胖症增加

早期超重与性发育提前有相当密切的联系，肥胖小儿脂肪增多，脂肪细胞瘦素分泌增加，促进促性腺激素的分泌，导致性早熟。目前由于饮食、环境因素影响肥胖儿童逐年增多，是造成性早熟患儿增多的主要原因之一。

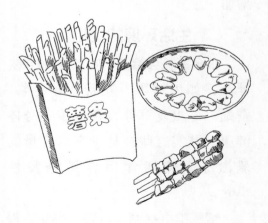

# 自查

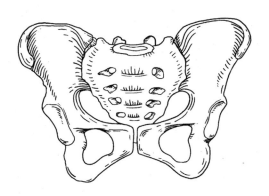

## ★ 性早熟女孩的症状

8岁前出现女性第二性征，发育成熟呈进行性，可有月经来潮，甚至出现伴有排卵的月经周期。

◆ 身高加速增长和骨盆发育。

◆ 乳房下有硬结、肿痛。

◆ 乳晕、乳房增大，隆起、着色。

◆ 阴道分泌物增多、内裤上有少许分泌物、阴部疼痒等。

◆ 皮下脂肪增多。

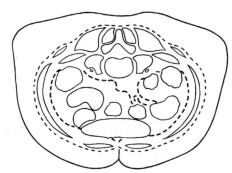

## ★ 性早熟男孩的症状

9岁以前出现青春发育的征象。

◆ 睾丸、阴囊增大，着色。

◆ 腋窝、上唇、阴部出现长而细、色浅的长毛。

◆ 变声和出现喉结。

◆ 身高增长加速。

◆ 乳晕着色，增多。

◆ 乳头出现硬结和胀痛。

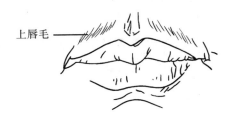

上唇毛

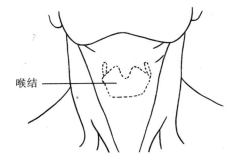

喉结

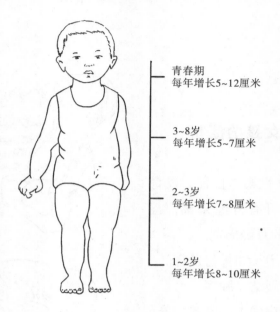

青春期
每年增长5~12厘米

3~8岁
每年增长5~7厘米

2~3岁
每年增长7~8厘米

1~2岁
每年增长8~10厘米

温馨提示：为什么儿童性早熟会影响身高？

正常发育的儿童是通过未闭合的骺软骨不断增生新的软骨、变成成骨，直到20岁左右最终闭合为止。性早熟的儿童由于性激素的刺激，骨龄常明显超过实际年龄，因而有骨骺成熟过快而提早愈合，生长早期停止，导致成年最终身材矮小。

# 自防

## ★ 对于父母自身来说，预防孩子性早熟需要注意

### 计划怀孕前更换避孕方式

准备怀孕之前的半年甚至一年，应该避免吃避孕药，转用其他方式避

孕。如果孕前还在服用避孕药，或者孕期服用其他含有性激素的药物，就有可能造成孩子将来性早熟。

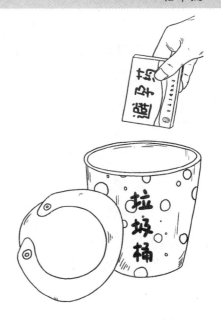

### 🌱 怀孕过程中要注意控制体重

### 🌱 做成长日记

为孩子准备一本成长日记，记录身高等变化。格外注意孩子是否过早出现第二性征，如身高突然不正常蹿了起来，女孩子内裤上有分泌物的痕迹，如果出现这种现象，要及时去医院检查。

## ★ 父母需要帮孩子养成良好的饮食习惯

### 🌱 少吃反季节蔬菜和水果

家长在购买水果的时候要注意时令，应购买新鲜的应季水果。因为反季水果大都是化学物质催熟而成，难免会有激素残留。

### 🌱 少喝饮料

饮料多含有添加剂，建议少喝，长期摄入过多既可能引发"性早熟"，也会导致孩子肠胃不适、肾脏负担加重、引发肥胖等。

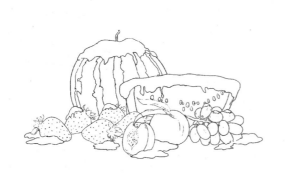

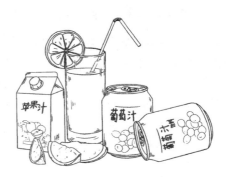

### 🌡 不可随意给孩子用补品

冬虫夏草、人参、桂圆干、荔枝干、黄芪、沙参、蚕蛹、鸡胚、胎盘、蜂王浆、雪蛤、牛初乳、蛋白质粉、花粉制剂等营养滋补品常常含有较高的性激素类似物，是诱发性早熟的常见原因。

### 🌡 少吃人工养殖的动物类食品，饮食均衡，避免长期只吃一种荤菜肉类

人工催熟饲料喂养的动物类肉制品中的激素往往会残留在特定部位，例如禽肉中的激素残留主要集中在家禽头颈部分的腺体中，因此，少年儿童要少吃鸡脖和鸭脖，还有一些动物的内脏也要避免食用。

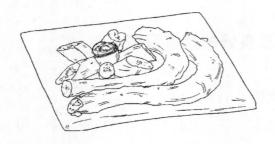

### ★ 大人应妥善存放避孕药物、丰乳美容产品

很多假性性早熟的孩子因为误服了避孕药和接触了含有雌激素的丰乳美容产品或成人化妆品而引起的。因此家里要妥善保管，避免孩子误服或接触。也要教育孩子不能随便乱服药。

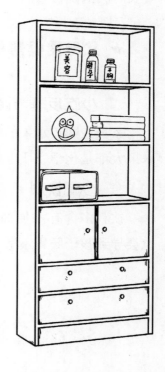

## 温馨提示：塑化剂

2011年的"食品塑化剂"事件让这个工业常用原料走进了普通公众的视野。塑化剂，即增塑剂，是工业上被广泛使用的高分子材料助剂，在塑料加工中添加这种物质，可以使其柔韧性增强，容易加工，可合法用于工业用途。但是不法分子将之应用在食品，比如很多饮料、补品中，会给人身体，尤其是代谢能力比成人差很多的幼儿及儿童造成伤害。

塑化剂的作用类似于人工激素，会危害男性生殖能力并促使女性性早熟，长期大量摄取会导致肝癌。由于幼儿正处于内分泌系统和生殖系统发育期，塑化剂对幼儿带来的潜在危害会更大。首先，可能会造成小孩性别错乱，包括生殖器变短小、性征不明显。其次，目前虽无法证实对人类是否致癌，但对动物会产生致癌反应。最后，塑化剂可能影响胎儿和婴幼儿体内激素分泌，引发激素失调，有可能导致男童女性化，女童性早熟。

所以家长平时要注意控制孩子的饮食，自然健康的饮食才有利于孩子的成长。

# 自养

## ★ 对于性早熟的患儿日常生活中需要注意

### 身高测量

性早熟患儿，在治疗后每月测量身高是必须的，由于一个月时间内身高变化毕竟较小，需要尽量准确测量。如果在家测量，可在墙上贴一张身高对照表，每次测量后在纸上画一条线。需要注意的是，平时不要过于频繁测量身高，一般一个月测量一次即可，否则容易给孩子造成心理压力，心理压力过大，不利于长高。

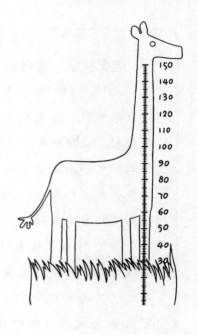

### 适当运动

尤应加强肢体的锻炼，每天应保证30分钟以上的运动时间。可选择跳绳、打篮球、打羽毛球、弹跳或跳高、游泳等运动项目。一开始可做些力所能及的活动，循序渐进，逐渐增加运动量和运动强度并持之以恒，以免因过度疲劳而丧失信心。下肢的锻炼能刺激长骨骨骺生长板的细胞分裂增殖，促进长高。此外运动锻炼对调节体重、改变身体组分、增加肌肉量和减少脂肪含量均有十分积极的作用。

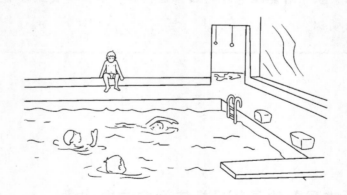

### 饮食管理

饮食应当有营养，多食富含蛋白质的食物，如牛奶、草鸡蛋、未污染的鱼虾等，少食肥肉、巧克力、奶油等容易导致肥胖的食物；食物种类应丰富，多食新鲜的水果、蔬菜，不食反季节的瓜果、蔬菜。不可长期大量食用豆制品。

### 保障睡眠

每日保障 9 小时以上的高质量的睡眠，保持环境安静，避免开夜灯等不良习惯造成光污染。

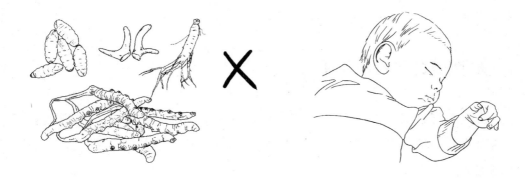

### 营造愉快轻松的成长环境

精神愉快有利于儿童健康成长。压抑的生活环境是儿童体格发育、心理成熟的障碍。

# 糖 尿 病

糖尿病是一种因体内胰岛素绝对或者相对不足所导致的一系列临床综合征，主要临床表现为多饮、多尿、多食和体重下降（"三多一少"）以及血糖高、尿液中含有葡萄糖（正常的尿液中不应含有葡萄糖）等。

## ★ 胰腺的功能与作用

胰腺中有分泌激素的细胞群，看上去就像个小岛一样，于是发现者将它命名为胰岛。胰岛有分泌胰岛素的 β 细胞和分泌胰高糖素的 α 细胞，其中 β 细胞数量占绝大多数。

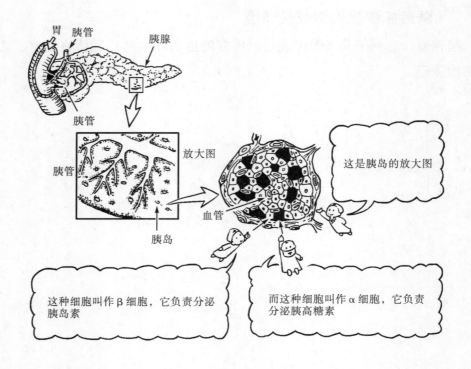

胃　胰管　　　　胰腺

胰管

胰管　　　放大图

血管

胰岛

这是胰岛的放大图

这种细胞叫作 β 细胞，它负责分泌胰岛素

而这种细胞叫作 α 细胞，它负责分泌胰高糖素

## ★ 胰岛素和胰高糖素与糖尿病的关系

我们平时吃的食物，如米饭、面包、水果等，在体内消化之后就会形成"糖类"。这些"糖类"溶解于血液中，随着血液循环送往身体各处，被人体利用。

胰腺中分布着无数的胰岛，分别产生胰岛素和胰高糖素。胰岛素可以大量利用糖类来产生热量，具有降低血糖的作用；而胰高糖素的作用正相反，它的作用是使血糖升高。在健康人的体内，通过这两种激素的分泌来保证体内血糖值的稳定。

但是当胰岛素的量减少，无法充分发挥作用时，糖类就会残留在血液中而使血糖值大幅度上升。因而人体也因为糖类无法当成热量来被加以利用。

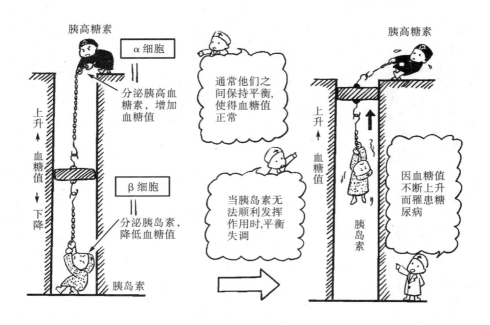

## ★ 既然糖尿病是胰岛素的问题，和尿液又有什么关系呢？

血液在肾脏的肾小球过滤时，和水分一起过滤出来的营养物质，如糖类等被肾小管再次吸收，而残留下来的就成为尿液。当血液中的糖类过多时，肾小管虽然可以再吸收，但如果来不及完全吸收，尿中就会有糖类出现，产生糖尿。

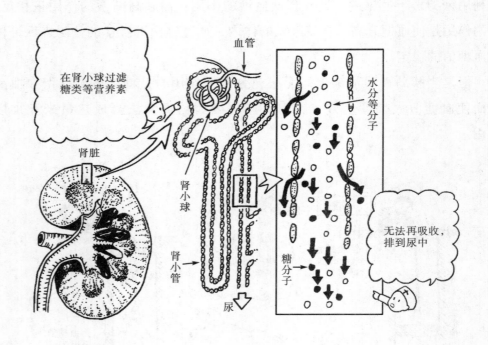

### ★ 糖尿病的类型

#### 1 型糖尿病

1 型糖尿病（胰岛素依赖型糖尿病）是指胰岛 β 细胞破坏导致胰岛素绝对缺乏的糖尿病。1 型糖尿病分为自身免疫性糖尿病和特发性糖尿病。其中自身免疫性糖尿病包括急性发病及缓慢发病；特发性糖尿病病因不明，体内缺乏胰岛 β 细胞自身免疫的证据。

## 2 型糖尿病

2 型糖尿病（非胰岛素依赖型糖尿病）是成人发病型糖尿病，因其多在 35~40 岁之后发病，占糖尿病患者 90% 以上。2 型糖尿病患者体内产生胰岛素的能力并非完全丧失，有的患者体内胰岛素甚至产生过多，但胰岛素的作用效果较差，因此患者体内的胰岛素是一种相对缺乏，可以通过某些口服药物刺激体内胰岛素的分泌。但到后期仍有一些患者需要使用胰岛素治疗。

## 妊娠糖尿病

妊娠糖尿病是指妇女在怀孕期间患上的糖尿病，妊娠前正常或可能已有糖代谢异常但未发现。妊娠糖尿病是由于妊娠期间体内对抗胰岛素的多种激素分泌增加，同时组织对胰岛素的敏感性降低，即出现胰岛素相对不足现象产生的。临床数据显示有 2%~3% 的女性在怀孕期间会发生糖尿病，患者在妊娠之后糖尿病自动消失。妊娠糖尿病更容易发生在肥胖和高龄产妇。有将近 30% 的妊娠糖尿病妇女以后可能发展为 2 型糖尿病。

## 其他特殊类型糖尿病

特殊类型糖尿病包括一系列病因比较明确或继发性的糖尿病，这些糖尿病相对来说比较少见。主要有以下几类：

胰岛 β 细胞功能基因异常。

内分泌疾病。

胰腺疾病。

药物或化学制剂所致的糖尿病。

感染。

非常见型免疫调节糖尿病。

其他遗传病伴糖尿病。

温馨提示：关于1、2型糖尿病和胰岛素的两个误区。

★ 2型糖尿病打了胰岛素会变成1型糖尿病吗？

# 2型 → 1型？

答案是当然不会！有人该打胰岛素而坚决不打，是因为害怕"打上胰岛素后非胰岛素依赖型糖尿病就会变成胰岛素依赖型的"，这种想法实际上是一种误解。

1型糖尿病和2型糖尿病从病因、病理上来看是一个疾病的两种类型，之间不可能互相转变。患者到底是哪一类型的，也不会因为打胰岛素而转换，是否打胰岛素只能根据临床需要。

对于1型糖尿病来说：不打胰岛素也还是1型糖尿病，而且马上就会发生问题；对于2型糖尿病来说：打了胰岛素也还是2型糖尿病，即使是强行停用胰岛素，也不过是血糖控制不佳，不一定会立即发生急性并发症，造成严重的后果。所以如果糖尿病患者有打胰岛素的指征，就应该立即注射胰岛素。

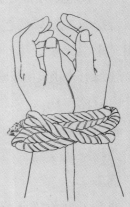

★ 是否打了胰岛素就撤不下来了呢？

答案也是不会。很多患者不介意糖尿病类型转换的问题，他们主要是害怕"胰岛素就像大麻似的，会上瘾，一打上胰岛素就撤不下来了"。这种想法也是错误的。

事实上，胰岛素不是麻醉药，也不会上瘾。

但是有些人的确是打了胰岛素后撤不下来了，这是为什么呢？这是因为这些人的特殊情况使得他们必须坚持下去，而不是打上胰岛素会上瘾的结果。比如说：

◆ 原来就是1型糖尿病，只是一直陷于这个误区中没有使用胰岛素。

◆ 或者患者的肾脏和眼底病变很严重，不打胰岛素就无法制止眼病和肾病的进展。

◆ 还有的人没有上述情况，但是一不打胰岛素血糖就无法控制，这些人也需要长期打胰岛素。

有些人打胰岛素完全是为了控制血糖，在血糖控制好了以后，就可以逐渐地减少胰岛素的用量，有些人最后可以完全停用胰岛素。临床发现多数2型糖尿病患者在病程达到10年左右时，胰岛功能渐趋衰竭，血糖难以控制，但用了一段时间的胰岛素后，随着血糖的下降，胰岛素分泌功能又有所恢复，身体对外来胰岛素的反应性也增强了，他们又能停用胰岛素而服用一段时间的口服降糖药。当然如果病程再长，有些2型糖尿病患者就不能完全离开胰岛素了。

## ★葡萄糖和胰岛素之间如何进行相互调节

葡萄糖与胰岛素的相互关系对维持糖代谢的动态平衡是十分重要的。胰岛 β 细胞分泌胰岛素，受血浆葡萄糖浓度的调节。β 细胞在葡萄糖刺激下，增加胰岛素的合成与分泌，促进 β 细胞反应性增生。但是，如果血糖过高并且持续时间延长，将导致 β 细胞衰竭，停止分泌胰岛素。此时如果停止高血糖刺激，β 细胞功能可以恢复，如果继续高血糖刺激，则细胞就会发生凋亡、萎缩，导致 β 细胞功能衰竭。

### ★为什么会出现尿糖阳性？

正常人尿中可有微量的葡萄糖，当血糖浓度超过肾糖阈（一般为 8.88 毫摩尔/升或 160 毫克/分升）时或血糖虽未升高但肾糖阈降低，将导致尿中出现大量的葡萄糖。

## 自查

糖尿病的症状可分为两大类：一大类是与代谢紊乱有关的表现，尤其是与高血糖有关的"三多一少"，多见于 1 型糖尿病，2 型糖尿病常不十分明显或仅有部分表现；另一大类是各种急性、慢性并发症的表现。

### ★ 糖尿病的主要表现为"三多一少"即多尿、多饮、多食和体重下降。

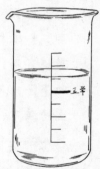

#### ☺ 多尿

多尿是由于血糖过高，经肾小球滤出的葡萄糖不能完全被肾小管重吸收，形成渗透性利尿。血糖越高，尿糖排泄越多，尿量越多，24 小时尿量可达 5000～10000 毫升。但老年人和有肾脏疾病者，肾糖阈增高，尿糖排泄障碍，在血糖轻中度增高时，多尿可不明显。

#### ☺ 多饮

多饮主要由于高血糖使血浆渗透压明显增高，加之多尿，水分丢失过多，发生细胞内脱水，加重高血糖，使血浆渗透压进一步明显升高，刺激饮水中枢，导致口渴而多

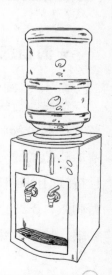

饮。多饮进一步加重多尿。

## 多食

多食的机制不是十分清楚。很多研究认为是葡萄糖利用率（进出组织细胞前后动静脉血中葡萄糖浓度差）降低所致。正常人空腹时动静脉血中葡萄糖浓度差缩小，刺激摄食中枢，产生饥饿感；摄食后血糖升高，动静脉血中浓度差加大（大于 0.829 毫摩尔/升），摄食中枢受抑制，饱腹中枢兴奋，摄食要求消失。然而糖尿病患者由于胰岛素的绝对或相对缺乏或组织对胰岛素不敏感，组织摄取利用葡萄糖能力下降，虽然血糖处于高水平，但动静脉血中葡萄糖的浓度差很小，组织细胞实际上处于"饥饿状态"，从而刺激摄食中枢，引起饥饿、多食；另外，机体不能充分利用葡萄糖，大量葡萄糖从尿中排泄，因此机体实际上处于半饥饿状态，能量缺乏亦引起食欲亢进。

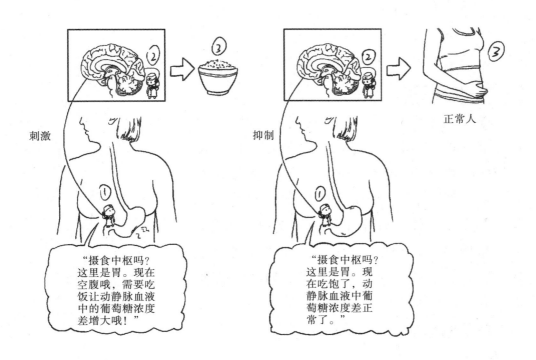

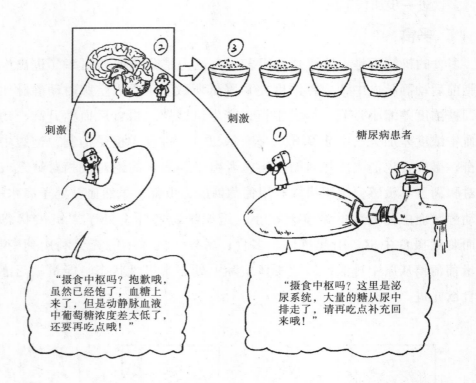

刺激

刺激

糖尿病患者

"摄食中枢吗？抱歉哦，虽然已经饱了，血糖上来了，但是动静脉血液中葡萄糖浓度差太低了，还要再吃点哦！"

"摄食中枢吗？这里是泌尿系统，大量的糖从尿中排走了，请再吃点补充回来哦！"

### 体重下降

糖尿病患者尽管食欲和食量正常，甚至增加，但体重下降，主要是由于胰岛素绝对或相对缺乏或胰岛素抵抗，机体不能充分利用葡萄糖产生能量，致脂肪和蛋白质分解加强，消耗过多，呈负氮平衡，体重逐渐下降，乃至出现消瘦。一旦糖尿病经合理的治疗，获得良好控制后，体重下降可控制，甚至有所回升。如糖尿病患者在治疗过程中体重持续下降或明显消瘦，提示可能代谢控制不佳或合并其他慢性消耗性疾病。

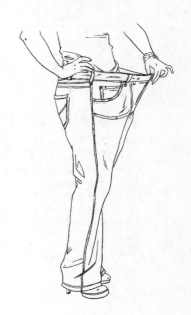

### ★ 糖尿病的次要表现

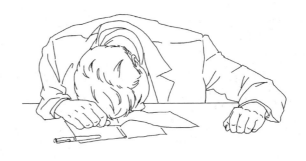

#### 疲乏、无力、虚弱

这是由于葡萄糖不能被完全氧化，即人体不能充分利用葡萄糖和有效地释放出能量，同时组织失水，电解质失衡及负氮平衡等，因而感到全身乏力，精神萎靡。

#### 视力下降

视力下降或视物模糊，可能是因为高血糖导致晶体渗透压改变，引起晶体屈光度变化所致。早期一般多属功能性改变，一旦血糖获得良好控制，视力可较快恢复正常。

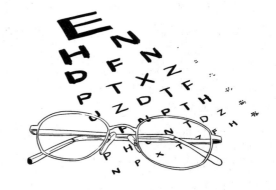

- ◆ 四肢酸痛、麻木、腰痛
- ◆ 性欲减退、阳痿不育
- ◆ 月经不调
- ◆ 便秘

### ★ 糖尿病还有一些并发症

糖尿病并发症众多，糖尿病酮症酸中毒、高渗性非酮症性糖尿病昏迷、糖尿病乳酸性酸中毒、糖尿病皮肤感染、糖尿病足、糖尿病性胃轻瘫、糖尿病性心肌病、糖尿病性心脏病、糖尿病性高血压、糖尿病性肾病、糖尿病并发泌尿系感染、糖尿病性神经病、糖尿病性周围神经病、糖尿病所致脊髓病、糖尿病性视网膜病变、糖尿病伴发的葡萄膜炎、糖尿病并发结核病等。

# 自防

随着经济发展和都市化生活的普及，糖尿病及其并发症已经成为日趋严重危害人民健康的重大问题。过快的生活节奏，错误的饮食习惯，都会给糖尿病以可乘之机。

## ★ 糖尿病的高危人群

◆ 父母、兄弟姐妹或其他亲属为糖尿病患者，即有糖尿病家族史，其中糖尿病患者的一级亲属是最有可能出现糖调节异常的人群。

◆ 妊娠时有过高血糖的人群。

◆ 有巨大胎儿（胎儿出生时体重大于 4 千克）分娩史的人。

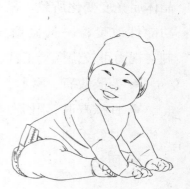

◆ 长期吸烟人群。

◆ 有高血压、高血脂、高尿酸、高胰岛素血症和血液高黏稠度的患者。

◆ 长期高热量摄入、缺乏运动人群。

◆ 肥胖或超重者，尤其是腹型肥胖人群。

◆ 年龄大于 40 岁者，年龄越大患糖尿病机会越大。

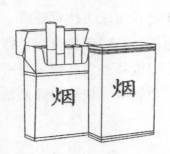

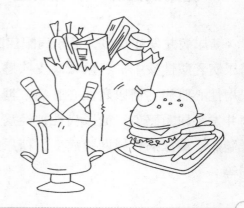

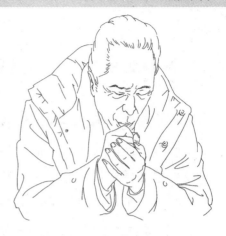

◆ 长期使用一些特殊药物如糖皮质激素、利尿剂的人群。

◆ 曾被诊断为早期糖尿病人群，即空腹血糖受损或糖耐量低减人群。

◆ 工作高度紧张，心理负担重人群。

## ★ 防治和纠正肥胖

长期持续肥胖者，糖尿病发病率明显提高。在 2 型糖尿病患者中 80% 是肥胖者，糖耐量异常中 60% 肥胖。所以为了预防糖尿病，要积极防治纠正肥胖。

> **温馨提示：如何知道自己是否肥胖？**
>
> BMI 指数（身体质量指数，简称体质指数，又称体重指数，英文为 Body Mass Index，简称 BMI），是用体重公斤数除以身高米数平方得出的数字，是目前国际上常用的衡量人体胖瘦程度以及是否健康的一个标准。主要用于统计用途，当我们需要比较及分析一个人的体重对于不同高度的人所带来的健康影响时，BMI 值是一个中立而可靠的指标。
>
> 成人的 BMI 数值：
>
> 过轻：低于18.5
>
> 适中：20~25
>
> 过重：25~30
>
> 肥胖：30~35
>
> 非常肥胖，高于35
>
> 最理想的体重指数是22。

## ★ 良好的生活习惯是预防百病，保持身体健康的基石

### 🌀 避免严重精神创伤及外伤。

生存空间的减少使人们的精神压力也随之增加，继之而来的躁动和内分泌改变也使糖尿病的发病率上升，治疗和干预也受到影响。要学会调节自己的情绪，合理安排自己的工作、生活，掌握解压之道。

### 🌀 避免或少用对糖代谢不利的药物，戒烟，限酒。

### 🌀 增加体力活动。

生命在于运动，运动对于糖尿病的预防已被证实，适当的运动可以使能量得到很好的利用，提高胰岛素敏感性，尤其是对于肥胖人群来讲，有着至关紧要的效果。

## ★ 预防糖尿病，饮食上需要注意以下几条

◆ 多吃全谷物、粗杂粮，增加膳食纤维的摄入，保证饮食多样化。

◆ 常吃适量的鱼、禽、蛋和瘦肉，少吃肥肉。

◆ 多吃水果、蔬菜和薯类，控制血压在正常范围内。

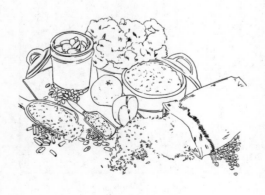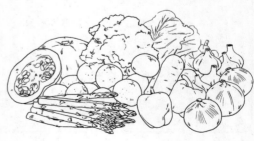

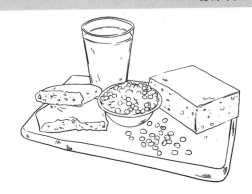

◆ 清淡为主的饮食，少吃油，少吃盐。

◆ 三餐分配要合理，零食要适当。

◆ 每天足量饮水，合理选择饮料。

◆ 喝酒有度要限量。

◆ 多吃新鲜卫生食物，少吃榨菜、腊肉。

◆ 每天保证奶类、大豆、豆制品的摄入。

 **温馨提示**：糖尿病患者身体里的糖、脂肪、蛋白质代谢有何变化？

◆ 葡萄糖代谢方面，由于胰岛素不足，葡萄糖在肝、肌肉和脂肪组织的利用减少，肝糖原输出增多，因而发生高血糖。

◆ 脂肪代谢方面，由于胰岛素不足，脂肪组织摄取葡萄糖及从血浆移出减少，脂肪合成减少，脂蛋白脂酶活性低下，血游离脂肪酸和甘油三酯浓度升高。

◆ 蛋白质代谢方面，由于胰岛素不足，肝脏、肌肉等组织摄取氨基酸减少，蛋白质合成减弱分解代谢加速，肌肉摄取氨基酸合成蛋白能力下降，导致负氮平衡，患者出现消瘦、乏力、组织修复能力和抵抗力降低、儿童生长发育障碍或延迟等。

## 自养

### ★ 何谓糖尿病治疗的"五驾马车"？

糖尿病治疗的"五驾马车"是指糖尿病教育、饮食控制、运动疗法、血糖监测、药物治疗。

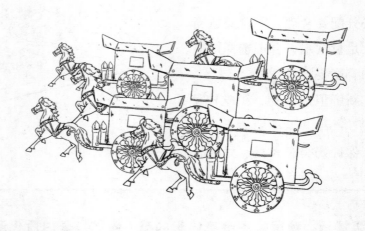

## ★ 糖尿病教育

### 什么是糖尿病教育？

糖尿病是一种终身病，可影响全身各个脏器，包括眼、肾脏、神经系统、心血管、脑血管等。绝大多数糖尿病患者通过治疗可以控制糖尿病的病情，但不能治愈，需进行长期治疗。因此教育患者学会自己管理自己就成为治疗中一个重要组成部分。开展糖尿病教育，使患者获得糖尿病防治的基本知识，取得患者的积极配合，是其他一切治疗的基础。

## ★ 饮食控制

### 糖尿病患者饮食控制原则

▲ 控制总热量

这里总热量是指每日摄入所有食物的热量。控制总热量以达到或维持理想体重。适度减肥可使 2 型糖尿病患者胰岛素抵抗减轻，并有助于改善血糖和血脂状况，降低血压。理想体重（千克）= 身高（厘米）-105。总热量要根据身高、体重、活动情况及具体病情来确定。

每天主食量一般不宜超过 400 克，但也不是越少越好，一般在 200～400 克比较适宜。

▲ 均衡饮食

保证营养成分比例适宜，主食应占总热量的 55%，蛋白质应占总热量的 15%～20%，其他 25%～30% 是脂肪。每天需要有一定量的牛奶、鸡蛋和瘦肉的摄入来保证优质蛋白的供应。但是肉类应限制在每天总量 3 两以内，这样可以避免热量过多。烹调用油以植物油等不饱和脂肪酸为主，避免摄入过多动物脂肪。油炸食品含有很高的热量，应该少吃。

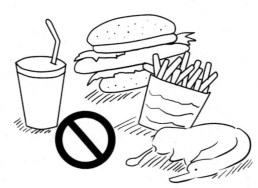

▲ 少量多餐

少量多餐即为每天不少于 3 餐，每餐不多于 2 两。这样可以不加重胰岛的负担。

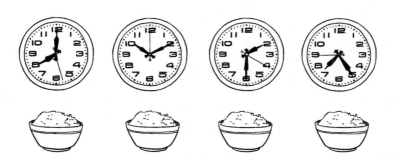

▲ 高纤维饮食

糖尿病患者应该适当合理地多摄入一些粗粮、绿色蔬菜，可以降低血糖，减轻体重，保持大便通畅。

▲ 戒烟少酒

大量饮酒会影响正常进食，引起血糖波动，可能会诱发脂肪肝。吸烟对于糖尿病患者来说还有特殊的伤害。因为糖尿病患者的血管壁不够光滑，血液的黏稠度也很大，当吸烟引起血管收缩后，很容易堵住心血管形成心肌梗死，若堵在下肢血管就会诱发下肢坏死，造成很严重的后果。

## 🍵 糖尿病患者常见饮食认知错误

糖尿病是一种生活方式病，饮食习惯的好坏在疾病的发生、发展、转归中起着至关重要的作用，不少糖尿病患者由于存在一些饮食方面的认识误区，以致影响病情的控制。这些饮食误区主要有：

▲ 误区一：少吃主食

很多糖尿病患者都有这个认知误区，觉得主食会大幅度增加血糖，所以主食应该吃的越少越好，甚至数年来都把每餐主食吃半两到一两，然后不限制地加大了对油脂、零食、肉蛋类食物的摄入。这种做法是十分不对的。因为主食摄入不足就不能满足身体新陈代谢所需的热量，会导致体内脂肪、蛋白质过

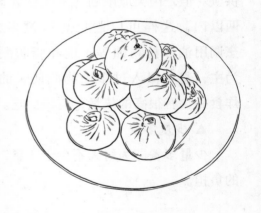

量分解，造成患者消瘦、营养不良甚至酮症；而若加大非主食的摄入，往往会使得总热量超标，且摄入脂肪过多会造成高脂血症和心血管疾病。所以对于糖尿病患者来说，应该辩证地看待主食和其他食物的摄入，设计食谱要满足每日对于热量的需求，也要控制脂肪。

主食中含较多的复合碳水化合物，升血糖的速度相对较慢，应该保证吃够量。

▲ 误区二：稀饭为主

很多患者认为吃稀饭是理想的饮食疗法，稀饭中的水分很容易产生饱腹感，而又不至于摄入太多主食。其实这是不对的。

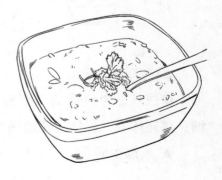

因为煮熟、煮烂的食物以及含水多的食物相对较易被人体消化吸收，这样会迅速上升血糖值，而米饭或玉米饼等"干粮"则消化得慢，缓慢的释放消化产生的葡萄糖到血液中，这样血糖升高的速度也慢。因此，血糖控制不好的糖尿病患者应改变喝稀饭作为主食的习惯。

▲ 误区三：无糖随意吃

部分患者错误地认为，糖尿病只要不吃含糖食品，一些无糖食品、咸面包、咸饼干以及市场上大量糖尿病专用甜味剂食品不含糖，饥饿时可以用它们充饥，不需控制。其实，各种面包饼干都是粮食做的，与米饭馒头一样，吃下去也会在体内转化成葡萄糖，导致血糖升高，这类食品可以用来改善单调的口味，提高生活乐趣，但必须计算进总热量。

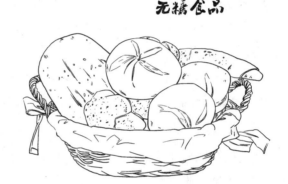

▲ 误区四：零食不限

有些患者三餐控制比较合理，但由于饥饿或其他原因养成吃零食如花生、瓜子、休闲食品的习惯。这样没有把零食中含的油脂和热量计入全天的热量总量，也破坏了饮食控制。

▲ 误区五：只吃素食

不少患者认为，动物性食物会造成蛋白质太高，动物脂肪摄入增加，肉类食品和脂肪是糖尿病的大敌，荤食越少吃越好，甚至最好不吃。其实，糖尿病患者需要摄入的优质蛋白，在动物性食物中含量较多，而且肉类中的营养素人体较易吸收，对健康极有好处，饮食控制的关键是合理进食。

▲ 误区六：多吃豆制品

豆制品虽然不含糖，但它在人体内最终也会转化为糖类以供人体吸收，只是过程较慢，约3个小时。摄入豆制品虽然对身体有好处，但是对于老年人和糖尿病病程较长的患者来说，大量的植物蛋白会造成体内含氮废物的积累，加重肾脏负担，损伤肾脏功能。另外，合并蛋白尿的患者，最好不吃豆制品，以鱼、禽等优质蛋白为主。

▲ 误区七：药物抵饮食

因为药物可以有效地控制血糖，所以很多患者认为把原来服药的剂量加大就能抵消多吃的食物，于是在感到饥饿的时候就随意吃东西，不加控制。这样做是不对的。在加重胰岛负担的同时，因为随意增加药量，还增加了药物的毒副作用，不利于身体健康以及疾病的控制。

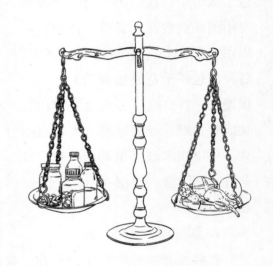

▲ 误区八：吃粗不吃细

因为粗粮中含有较多的膳食纤维，可以降糖、降脂、预防便秘，所以很多患者在日常的膳食中只吃粗粮而不吃细粮。任何食物都不应该过量摄入，比如粗粮过量会增加肠胃负担，影响营养素的吸收，长期下来会造成营养不良。所以糖尿病患者应该注意饮食平衡。

▲ 误区九：多吃南瓜降糖

现代医学研究认为，南瓜含有较多的果胶纤维，与淀粉类食物混合时，能提高胃内容物的黏度，使饭后血糖不至于升高过快。但不能把南瓜作为唯一的治疗手段或药物来使用。长期大量进食南瓜产生的高胡萝卜素血症导致患者皮肤发黄乃至反应迟钝等，因此，糖尿病患者应科学食用南瓜，方能有益健康。

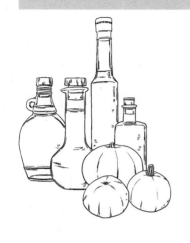

▲ 误区十：植物油多吃没事

不少糖尿病患者知道动物油含有饱和脂肪酸对身体不利，植物油中含不饱和脂肪酸有利于健康，因而认为多吃植物油对病情没有影响。殊不知，尽管植物油中含有较多不饱和脂肪酸，但无论动物油、植物油，都是脂肪，都是高热量食物。如果不控制，就容易超过每日所规定的总热量，对糖尿病的病情控制极为不利。

## ★ 运动疗法

### 运动对糖尿病患者来说十分有益

对于糖尿病患者来说，坚持运动是十分必要的。运动带来的好处如下：

▲ 运动能降血糖。运动能提高身体对胰岛素的敏感性，增强胰岛素和受体的亲和力，并且能增加肌肉对葡萄糖的利用，以此有效地改善糖代谢，达到降糖目的。

▲ 运动能降血脂和血压。血液中的胆固醇里有一类叫"低密度脂蛋白胆固醇"，是"坏胆固醇"，它与冠心病等心血管疾病的发生有关，而高密度脂蛋白胆固醇是"好胆固醇"。研究发现，运动能升高"好胆固醇"，有效预防和治疗高血压、冠心病和高血脂。

▲ 运动能提高药物疗效。运动能减少体内脂肪，研究发现，肥胖的 2 型糖尿病患者体重减轻后，体内的胰岛素抵抗就随之减轻，从而提高降糖药物的疗效。

▲ 运动还能强壮肌肉，增强体质，提高身体的免疫力。

▲ 运动有助心理健康。糖尿病患者的心理问题近年已受到越来越多的关注，心情不好不但阻碍患者积极就医，且情绪本身就会引起血糖波动。糖尿病患者参加运动，能增加人与人之间交流的机会，保持心情愉快，从而增强

战胜疾病的信心。

## 糖尿病患者不宜参加剧烈运动的原因

这是因为剧烈的运动可使体内升糖激素水平升高，从而使血糖升高；同时，过量的运动还可使脂肪分解产生酮体，导致酮症酸中毒。

## 糖尿病患者应该选择何种运动

糖尿病患者应遵循循序渐进，持之以恒的原则进行运动。最好选择羽毛球、乒乓球、保龄球、游泳、慢跑、快走、骑车、登山等中等活动量的运动。也可选择家务劳动、步行购物、做广播操、打太极拳等较轻活动量的运动。总之，根据个人情况选择适合自己的运动，可将运动融入日常生活中，随时随地进行，不要作为一种额外的负担。

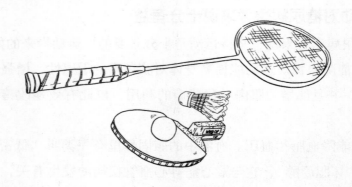

## 糖尿病患者最佳运动时间和强度

最合适的运动时间为：饭后1小时。因为此时血糖较高，不易出现低血糖。每周至少应坚持运动3次，每次运动持续时间为30～60分钟，包括运动前准备活动及运动后的恢复整理运动。运动过程中应感觉周身发热、出汗，但不要大汗淋漓。可用心率衡量运动强度。即心率=（200-年龄）×（60%～70%）。

成人糖尿病运动强度

| 年龄 | 40 岁 | 45 岁 | 50 岁 | 55 岁 | 60 岁 | 65 岁 | 70 岁 |
|---|---|---|---|---|---|---|---|
| 心率（次/分） | 108~126 | 105~122 | 102~119 | 99~115 | 96~112 | 92~108 | 90~105 |

## 糖尿病患者进行运动时需要注意下面几点

▲ 运动前需要做的准备

1. 进行全面体检，合理评估身体情况。检查血糖、糖化血红蛋白、血压、心电图、眼底、肾功能、心功能及神经系统。

2. 应根据检查结果与医生共同讨论目前的身体状况是否适合运动，再确定运动量，选择适合自己的运动方式。

3. 准备好合脚的运动鞋和袜，要注意鞋的密封性和透气性，既不能进入沙石之类的东西，又要保持通气。

4. 选择地面平整的运动场地。若在马路上进行运动，要注意安全，避免车流拥挤。不要在恶劣天气条件下运动，如酷暑天或凛冽的寒风中。

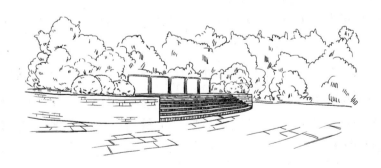

## 运动中需要注意的事情

1. 运动前先做 15 分钟热身运动，这样可以使肌肉组织先活动起来，避免拉伤。

2. 运动过程中注意心率变化，以及有无全身发热、出汗等感觉，以便了解自己是否已经达到适宜的运动量。同时，注意有无乏力、头晕、心慌、胸闷以及腿痛等不适感，一旦发生，应立即停止运动。此外，运动过程中要注意饮水，因为做的是有氧运动，应随时补充水分以补充消耗。

3. 运动结束时，最好做 10 分钟左右的恢复整理活动，不要突然停止运动。

▲ 其他需要注意的问题

1. 定时定量

运动时间和运动的强度都要相对固定。合理的运动方式为：以固定的运动量在饭后 1 小时进行运动，每周 3 次以上。

2. 监测血糖

运动会使血糖下降，因此在运动前后应监测血糖，保证血糖稳定。

3. 随身携带糖果

如水果糖或糖尿病专用葡萄糖，当血糖较低时及时服下，避免低血糖发生。

4. 随身携带糖尿病卡，详细标明个人信息，尤其是住址与紧急联系人的电话。写明自己糖尿病情况，一旦出现意外需要怎样的帮助等。

5. 每天检查双脚，尤其是运动后要仔细检查，发现红肿、青紫、水疱和感染等，要及时处理。

6. 运动中感觉不舒服时，立即停止运动，原地休息，尽可能快的到附近医院就诊。

## 哪些糖尿病患者不适宜做运动

▲ 病情控制不好：如血糖很高，或血糖波动明显的患者。

▲ 有急性并发症：如急性感染、酮症酸中毒、高渗性昏迷。

▲ 有慢性并发症：如心肌缺血性疾病、心肾功能衰竭、严重视网膜病变、严重的下肢大血管病变、自主神经病变以及严重的高血压等。

## ★ 血糖监测

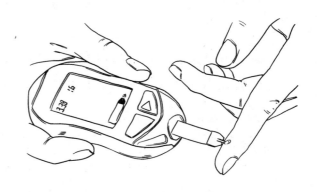

糖尿病患者饮食、运动和药物治疗的基础均建立在血糖监测之上。一次血糖结果只能体现当时的情况，不能反映长期的血糖动态变化。通过血糖的自我监测，能反映真实的病情的整体情况，并可通过血糖监测的结果找到影响血糖波动的原因，有益于治疗方案的调整。

### ◉ 血糖监测的意义

▲ 监测高血糖：防止出现酮症酸中毒和非酮症高渗性昏迷。无自觉症状高血糖只有通过血糖监测才可能发现。

▲ 发现低血糖：低血糖的危害甚至比高血糖还大，尤其老年人易诱发心肌梗死和脑血管意外。有症状的低血糖可通过测定血糖证实，无症状的低血糖只有通过血糖监测才能及时发现。低血糖后可出现反应性高血糖，应注意鉴别。

▲ 指导治疗：血糖浓度随饮食量及药物剂量的变化而变化。通过即时的血糖监测，及时加以调整，实现血糖达标。

### ◉ 血糖监测的指征

血糖自我监测适用于所有糖尿病患者，尤其下列患者：

▲ 初用降糖药者，为了摸索出一个合适的剂量。

▲ 调整降糖药剂量者。

▲ 更换降糖药者。

▲ 使用胰岛素治疗者。

▲ 出现低血糖的患者。

▲ 糖尿病急性并发症如酮症或酮症酸中毒、高渗性昏迷、乳酸性酸中毒等。

▲ 合并感染、外伤、情绪激动等应激状态下。

▲ 妊娠糖尿病或糖尿病合并妊娠者。

## 🕐 血糖监测的时间

监测血糖的时间点包括：

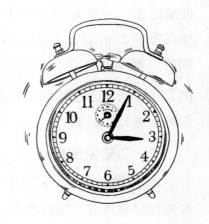

▲ 空腹血糖：代表基础胰岛素的分泌功能，是指在隔夜空腹（空腹至少 8~10 小时未进任何食物，饮水除外）后，早餐前采血所测定的血糖值。当血糖水平很高时空腹血糖水平是首先要关注的。

▲ 餐前血糖：早、午、晚三餐前空腹时所测定的血糖。有低血糖风险者（老年人，血糖控制较好者）应测定餐前血糖。

▲ 餐后血糖：餐后 2 小时血糖反映胰岛 β 细胞的储备功能，适合监测空腹血糖已获良好控制但仍不能达到治疗目标者，来观察进食及降糖药是否合适。具体是在早、午、晚三餐，由第一口进食开始记时，测量 2 小时候后的血糖。服用降糖药物或注射胰岛素的患者，要和平时一样服降糖药或注射胰岛素。

▲ 夜间 1：00~2：00 血糖：用以监测和鉴别夜间低血糖。适用于胰岛素治疗已接近治疗目标而空腹血糖仍高者。

▲ 睡前血糖监测适用于注射胰岛素的患者，特别是注射中长效胰岛素的患者。

▲ 随机血糖：1 天内任何时候所测血糖，尤其在加餐、运动、低血糖等情况下，可更好地反映血糖的波动性。

### 血糖监测的频率

▲ 血糖控制差的患者或病情危重者应每天监测 4~7 次，直到病情稳定，血糖得到控制。当病情稳定或已达血糖控制目标时可每周监测 1~2 次。

▲ 使用胰岛素治疗者在治疗开始阶段每日至少测血糖 5 次，达到治疗目标后每日 2~4 次；使用口服药和生活方式干预的患者每周监测血糖 2~4 次。

▲ 特殊情况下需加测血糖频率：如患其他疾病、手术前后、外出旅游时，血糖值经常>10.0毫摩尔/升，糖尿病初发或治疗方案改变时，运动前、中、后，尤其是开始一项新项目时，遇有不适尤其出现心慌、手抖、冒冷汗等，怀疑或发生低血糖时。

### 血糖监测的记录

养成每次监测后立即记录的好习惯，要把自我监测和记录作为生活、工作日程的一部分，尤其是在工作繁忙或出差时。不要仅凭记忆记录，就诊时务必携带记录手册，以便供医生调整方案参考。

## ★ 药物治疗

### 常用口服降糖药（OHA）分类

| | 适应证 | 禁忌证 | 常用药物 |
|---|---|---|---|
| 磺脲类 | 2型糖尿病单纯饮食和运动治疗血糖控制不满意者 | ①1型糖尿病<br>②2型糖尿病合并严重感染、酮症重度、高渗昏迷、进行大手术、伴有肾功能不全<br>③2型糖尿病合并妊娠<br>④磺脲类药物过敏或出现白细胞减少、肝功能损害等严重不良反应 | 氯磺丙脲<br>甲苯磺丁脲<br>格列本脲（优降糖）<br>格列吡嗪（美吡达）<br>格列吡嗪控释片（瑞易宁）<br>格列喹酮（糖适平）<br>格列齐特（达美康）<br>格列美脲（亚莫利） |

续 表

| | 适应证 | 禁忌证 | 常用药物 |
|---|---|---|---|
| 非磺脲类胰岛素促泌剂 | 饮食控制及运动锻炼不能有效控制血糖的2型糖尿病患者；与二甲双胍合用对控制血糖有协同作用 | ①1型糖尿病患者<br>②糖尿病酮症酸中毒患者<br>③妊娠或哺乳妇女<br>④18岁以下患者<br>⑤严重肝功能不全的患者 | 瑞格列奈（诺和龙）那格列奈（唐力） |
| 双胍类 | ①肥胖的2型糖尿病，用饮食和运动疗法效果不理想者<br>②糖耐量减低的患者<br>③单用磺脲类血糖控制不佳的2型糖尿病，可联合使用<br>④非糖尿病胰岛素抵抗状态，如肥胖、多囊卵巢综合征等 | ①糖尿病酮症酸中毒、高渗性昏迷、乳酸性酸中毒等急性并发症者<br>②2型糖尿病合并严重感染、酮症重度、高渗昏迷、进行大手术、伴有肾功能不全者<br>③既往有乳酸性酸中毒病史者<br>④慢性胃肠病、慢性营养不良、消瘦、黄疸、脱水者<br>⑤妊娠、分娩者<br>⑥重度感染、手术、外伤者 | 二甲双胍 |
| α-葡萄糖苷酶抑制剂 | ①轻度至中度的2型糖尿病患者，餐后血糖升高为主而空腹血糖升高不显著者<br>②磺脲类和双胍类药物血糖控制不佳者可联合使用<br>③1型糖尿病与胰岛素联合使用，可减少胰岛素的剂量，避免血糖大幅度波动<br>④葡萄糖耐受量异常患者等 | ①慢性肠功能紊乱引起明显消化、吸收障碍者<br>②有肠梗阻倾向者<br>③消化性溃疡、疝及肝肾功能不良者<br>④妊娠、哺乳及18岁以下患者<br>⑤对α-葡萄糖苷酶抑制剂过敏者 | 阿卡波糖（拜唐苹）伏格列波糖（倍欣） |

### 🔅 注射胰岛素的糖尿病患者需要注意

注射胰岛素的患者大都需要终身注射，很多是由患者自我操作，为了更安全、有效地使用，尚需注意以下几个问题：

▲ 注射时间

胰岛素按起效的快慢和作用时间的长短分为超短效、短效、中效、长效以及预混胰岛素。所以患者使用之前应注意咨询医师或看详细使用说明书来决定注射时间。患者控制好注射的时间，既可有效地发挥药物的作用，又可避免发生低血糖。

▲ 注射部位

胰岛素的注射部位包括上臂外上侧、腹部、大腿前外侧和臀部外上 1/4 部，这些部位皮下的脂肪组织有利于胰岛素的吸收，神经末梢分布得较少，注射的不舒适感觉也相对较少。其中腹部是胰岛素注射优先选择的部位，因胰岛素在腹部的吸收率最高，吸收的速度最快，又不受四肢运动的影响。臀部的吸收较慢，适用于慢效、长效的胰岛素。

注射胰岛素应当选择未破损的皮肤，按照左右对称轮换的原则，有规律地更换注射部分和区域。两次注射部位需间隔 2.5 厘米，相当于两个手指的宽度。腹部注射需避开肚脐周围 5 厘米。

▲ 进针角度

胰岛素应保证皮下注射，避免进入肌肉层，否则影响药物的吸收，导致血糖出现较大的波动；严禁注入静脉，否则可导致危

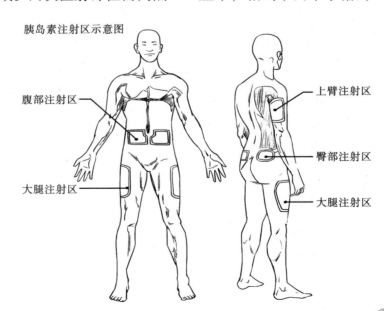

胰岛素注射区示意图

腹部注射区

大腿注射区

上臂注射区

臀部注射区

大腿注射区

险。为确保皮下注射，不同的患者，进针的角度有所不同：

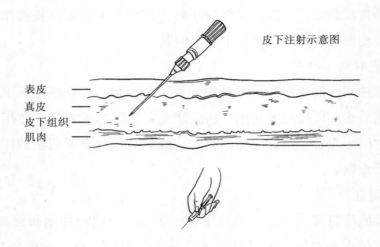

皮下注射示意图

表皮
真皮
皮下组织
肌肉

1. 捏起皮肤，呈45度进针：适于偏瘦者和儿童。

2. 捏起皮肤，呈垂直进针：适于正常体重者、偏重青少年和肥胖者的大腿部位。

3. 不捏起皮肤，呈垂直进针：适于肥胖者的腹部。

需要注意的是，在注射的过程中不能改变针头的注射角度。

▲ 注射过程

注射前操作者需洗干净双手，首先检查药品和注射笔的外观，如果注射笔破损、药液变色或外漏时禁止使用。然后分为五步操作：调准剂量—摇匀注射笔—消毒注射部位—注射—停留8秒钟。注射结束后注意卸下针头，并不要按摩注射部位皮肤。

▲ 药物存储

胰岛素注射笔应妥善保存，并做到一人专用。未开封胰岛素药物适宜存储在2~8℃的冰箱冷藏室中，不可日晒或放于冰箱冷冻室中。正在应用

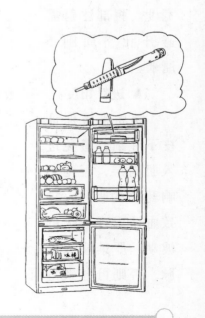

的胰岛素笔芯放在室温阴凉处即可，有效期为 1 个月。

▲ 避免低血糖

注射胰岛素如果剂量不准、注射部位有误或没有定时定量地进餐，均可能发生低血糖，患者出现虚汗、无力、心慌、饥饿感、烦躁甚至昏迷等症状。此时，患者应立即进食糖水、水果糖或饼干等，避免发生危险。患者外出时，应随身携带一张记有自身病情和使用胰岛素药物的卡片，用于血糖突然下降，来不及呼救而失去知觉时，便于及时救治。

# 糖尿病足

糖尿病足是指糖尿病患者由于并发下肢神经病变及不同程度周围血管病变而导致的足部感染、溃疡和（或）深部组织破坏。

## ★ 糖尿病足如何分级

糖尿病足分为6级，具体如下：

◆ 零级：皮肤无开放性病灶。表现为肢端供血不足，皮肤发绀或苍白，肢端发凉、麻木、感觉迟钝或丧失。肢端刺痛或灼痛，常伴有足趾或足的畸形等。

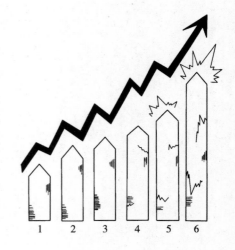

◆ 一级：肢端皮肤有开放性病灶。水疱、血疱、鸡眼或胼胝、冻伤或烫伤及其他皮肤损伤所引起的浅表溃疡，但病灶尚未波及深部组织。

◆ 二级：感染病灶已侵犯深部肌肉组织。常有轻度蜂窝织炎，多发性脓灶及窦道形成，或感染沿肌间隙扩大，造成足底、足背贯通性溃疡或坏疽，脓性分泌物较多，足或足趾皮肤灶性干性坏疽，但肌腱韧带尚无破坏。

◆ 三级：肌腱韧带组织破坏。蜂窝织炎融合形成大脓腔，脓性分泌物及坏死组织增多，足或少数足趾干性坏疽，但骨质破坏尚不明显。

◆ 四级：严重感染已造成骨质破坏、骨髓炎、骨关节破坏或已形成假关节，部分足趾发生湿性或干性严重坏疽或坏死。

◆ **五级：**足的大部或全部感染或缺血，导致严重的湿性或干性坏疽，肢端变黑，感染常波及踝关节及小腿。

---

🖱 **温馨提示：什么是坏疽？**

组织坏死后因继发腐败菌的感染和其他因素的影响而呈现黑色、暗绿色等特殊形态改变，称为坏疽。干性坏疽与细菌感染无关，它是由流往某处组织的血流被堵住或是减少，引起血液循环不良而造成的。湿性坏疽则是由于在坏死肌肉上繁殖的细菌所分泌的毒素造成的。

---

# 自查

## ★ 糖尿病足的症状

### 🕐 足部的一般表现

▲ 由于神经病变，患肢皮肤瘙痒、干而无汗，肢端刺痛、灼痛、麻木、感觉迟钝或丧失，呈袜套样改变，有脚踩棉絮感。

▲ 因肢端营养不良、肌肉萎缩，屈肌和伸肌失去正常的牵引张力平衡，使骨头下陷造成趾间关节弯曲，形成弓形足、槌状趾、鸡爪趾等足部畸形。

▲ 当患者的骨关节及周围软组织

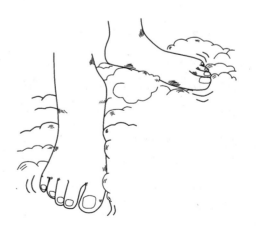

发生劳损时，患者继续行走易致骨关节及韧带损伤，引起多发性骨折及韧带破裂，形成夏科关节（Cjoint）。

### 足部缺血的主要表现

▲ 常见皮肤营养不良、肌肉萎缩，皮肤干燥、弹性差，汗毛脱落。

▲ 皮肤温度下降，有色素沉着。

▲ 最典型的症状是间歇性跛行，休息痛，下蹲起立困难。

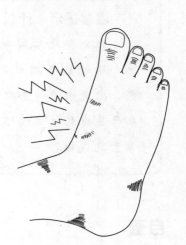

◆ 糖尿病足溃疡：按照病变性质分为神经性溃疡、单纯缺血性溃疡和混合性溃疡。

▲ 神经性溃疡

这种足通常温暖、麻木、干燥，痛觉不明显，足部动脉搏动良好。

▲ 单纯缺血性足溃疡

无神经病变，很少见。

▲ 混合性溃疡

足部发凉，可伴有休息时疼痛，足边缘部有溃疡和坏疽。足背动脉搏动消失。同时有周围神经病变和周围血管病变。

◆ 糖尿病足坏疽：分为湿性坏疽、干性坏疽和混合性坏疽三种临床类型。

▲ 湿性坏疽

初期常见皮肤水疱、血疱、烫伤或冻伤等引起的皮肤浅表损伤或溃疡，分泌物较少；随后感染可波及到皮下肌肉组织，并可沿肌肉间隙蔓延扩大，形成窦道，脓性分泌物增多；深部感染进一步加重，蜂窝织炎融合形成大脓腔，肌肉、肌腱、韧带破坏严重，足部功能障碍，脓性分泌物及坏死组织增多；骨与关节破坏，可能形成假关节。

▲ 干性坏疽

初期：常见皮肤苍白，血疱或水疱、冻伤等浅表干性痂皮，多发生在指

（趾）末端或足跟部，足趾末端或足跟皮肤局灶性干性坏死。

中度干性坏疽：少数足趾及足跟局部较大块干性坏死，可波及深部组织。

重度干性坏疽：全部足趾或部分足由发绀逐渐变灰褐色，继而变为黑色坏死，并逐渐与健康皮肤界限清楚。

极重度干性坏疽：足的大部或全部变黑坏死，呈木炭样，部分患者有继发感染时，坏疽与健康组织之间有脓性分泌物。

▲ 混合性坏疽

糖尿病患者混合性坏疽较干性坏疽稍多见，约占糖尿病足患者的 1/6。因肢端某一部位动脉阻塞，血流不畅，引起干性坏疽，而另一部分合并感染化脓。

# 自防

糖尿病足在众多糖尿病的并发症中是最为严重的，也是花费最大的慢性并发症。它严重影响糖尿病患者的生活质量，发展到最后可能会因此截肢。因此早期预防糖尿病足对于糖尿病患者来说意义重大。

## ★ 下列糖尿病患者是糖尿病足的高危人群

◆ 并发糖尿病周围神经病变，特别是下肢神经病变而导致下肢感觉迟钝或消失的患者。

这类人群因为缺乏神经的条件反射保护，容易造成各种足部损伤从而诱发糖尿病足。

◆ 并发糖尿病周围血管病变，特别是糖尿病下肢血管病变导致下肢动脉狭窄甚至闭塞的患者。

这类人群由于血管狭窄或闭塞因此容易造成足部缺血而诱发糖尿病足。

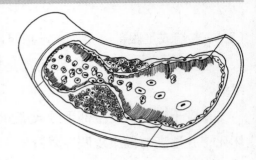

◆ 并发糖尿病其他慢性并发症，如糖尿病肾病尤其是透析患者，糖尿病视网膜病变尤其是造成视力障碍的患者。

这类人群糖尿病足发生的风险明显增加。

◆ 吸烟的糖尿病患者。

吸烟容易造成糖尿病患者大血管损伤，加重足部缺血而出现糖尿病足。

◆ 足部有畸形、老茧的患者。

这类人群更加容易因鞋袜穿着不当等造成足部损伤。

◆ 以前进行过截肢手术或有过足部溃疡史的患者。

这类人群再次发生糖尿病足的风险大大增加。

◆ 血糖控制差的糖尿病患者。

这类人群由于血糖控制差，更加容易造成各种糖尿病慢性并发症包括糖尿病足的发生。

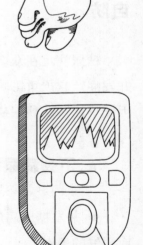

在日常生活中糖尿病患者如何早期发现、早期预防糖尿病足以减少足部坏死甚至截肢的严重后果呢？除了良好的血糖、血压、血脂等糖尿病足危险因素控制外，关键是要做到以下几点。

## ★ 定期进行足部检查

为了预防糖尿病足的发生，建议所有糖尿病患者每年至少进行一次足部检查，上述糖尿病高危人群则应该检查得更加频繁，根据具体情况，可以每1~6个月检查一次。

值得注意的是，没有足部症状并不意味着足是健康的，要"防患于未然"，千万不要等到足部出现明显症状如出现经久不愈的溃疡时才想到进行足部检查。

全面的足部检查包括：

◆ 详细的病史询问。

◆ 糖尿病神经病变检查。

◆ 糖尿病大血管病变检查。

◆ 足部皮肤及关节检查。

◆ 鞋袜的检查。

通常全面足部检查是需要去医院咨询医生配合特定仪器、器械进行。糖尿病患者自己可以做到的有如下几点。

## ★ 选择合适的鞋袜

我们往往会忽略鞋袜的正确与舒适性，事实上选择鞋袜不当是造成足部溃疡的主要原因之一，因此日常生活中糖尿病患者应穿用合适的鞋袜。合适的鞋袜应该符合下面几条：

◆ 柔软舒适的布鞋、软皮鞋和运动鞋，不要选用硬皮鞋、塑料鞋。

◆ 鞋的内部应比足大 1~2 厘米，鞋内部的宽度应与跖趾关节处足的宽度一致，高度应使足趾有一定空间，应使脚趾能够伸直。

◆ 买鞋时间最好选择在下午或晚上。这是为了考虑到经过一天的活动，双脚会有一定的肿胀的影响因素，以作出合适的选择。另外要两只脚穿着袜子同时试穿。

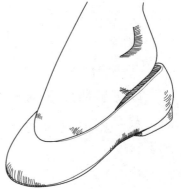

◆ 穿鞋前要检查鞋里是否存在粗糙的接缝或异物，小心伤到脚部皮肤。

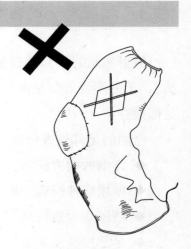

◆ 如果存在足部畸形或足部受压的表现如充血等，患者应到制鞋处制作特殊的鞋子包括鞋垫和矫形器。

◆ 对于袜子的选择应该穿松紧适中、内无接缝的棉袜；袜子应该柔软、合脚、透气性好，吸水性好；不要穿缝补过的袜子和袜口过紧的袜子以免磨破足趾、影响足部血流。

## ★ 日常生活中需要注意

◆ 严禁吸烟。已有研究证实，吸烟是糖尿病血管病变发生的一个独立危险因素，吸烟者比不吸烟者更加容易发生糖尿病足，因此一定要戒除。

## ★ 糖尿病患者的足部护理

◆ 每天自我检查足部。除了定期到医院进行足部检查外，糖尿病患者还应该每天进行足的自我检查。清洁足部之后，观察双足包括足底有无以下几种症状出现：

红肿；

水疱；

伤口；

裂口；

其他创伤等。

以便早期发现糖尿病足的隐患，及早到医院诊治，避免病情加重。

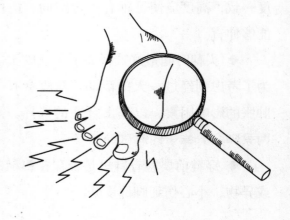

◆ 避免足部烫伤、保持足部润滑

糖尿病患者产生神经病变后会导致感觉迟钝，对温度的感觉变得不敏感，因而容易烫伤，诱发糖尿病足的发生。

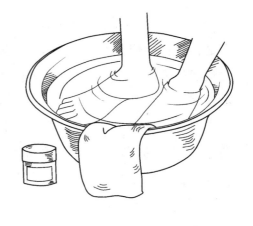

▲ 冬季取暖避免用热水袋、热水壶等持续发热的物体。

▲ 洗脚水的温度要适中，37℃ 为宜，洗之前可用手或肘部测试水温，温度计更佳。

▲ 洗脚时间不宜过久，10 分钟即可。

▲ 洗脚后应用干净、柔软、吸水性好的毛巾将脚趾间缝处轻柔擦干，避免使用毛质粗硬的毛巾以免损伤足。

▲ 可使用白色毛巾，以便及时发现是否有血迹或者脓迹。

糖尿病患者由于泌汗神经损伤致出汗减少，容易导致足部皮肤干燥，从而造成足部皲裂，并可进一步形成溃疡，继发感染。

▲ 在洗脚后，使用适当的润滑剂或乳膏以保持足部皮肤润滑，但不要在脚趾间使用。

◆ 正确处理鸡眼、老茧及足癣

糖尿病患者如果足部有鸡眼或老茧，一定要去医院找专业人员处理，不要自己用剪刀或在浴室里处理鸡眼及老茧，更不要用化学药物、强的腐蚀液治疗。如果有足癣也要及时治疗，以免足癣诱发足部感染。

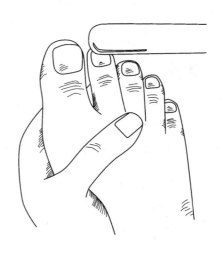

◆ 正确修剪趾甲

▲ 将脚趾甲剪平，然后用趾甲刀上的锉将趾甲两边锉钝，以防止脚部趾甲两边将脚部划伤。

▲ 不要特别修剪趾甲两侧。许多人喜欢把趾甲修得很圆，如果趾甲长度不足，往往会修到趾甲的两侧。这时候趾甲和侧面的甲皱（也就是趾甲旁边的侧肉）会产生空隙，趾甲的母细胞侦测到这种信号，下次趾甲会往侧边在生长多一点，而形成趾甲嵌入（嵌甲症），造成严重的疼痛反应。此时病患往往在更特别修剪此一区域，形成恶性循环。事实上，应该要赶快擦消炎消肿的药膏，避免修剪此一区域。

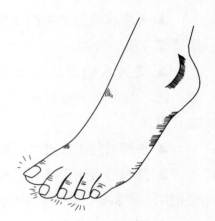

▲ 趾甲勿留过长。留太长的趾甲，趾甲往往容易不知不觉的勾绊到异物，可能不会产生明显疼痛，但也会引起趾甲和甲床之间分离或受伤。不过趾甲有修护能力，只要避免再受伤，分离的情形会慢慢好转。但是如果反复勾绊而不自知，反复受伤，就会很难复原。所以还是建议趾甲不要留得过长为宜。

▲ 要注意修剪频率。手指甲每周生长 0.1 厘米，脚趾甲生长的速度大概为手指甲的 1/3，因此正确修剪趾甲以外，还要耐心。

◆ 戒除不良的穿鞋习惯，避免赤足在室内外行走或赤足穿鞋，减少足损伤的发生。

## 自养

### ★ 已发生糖尿病足的患者，日常生活中需要注意

#### 饮食护理

对于糖尿病足患者来说饮食是非常关键的，所有的饮食都要围绕一个思

想"降血糖、增营养"。"降血糖、增营养"是指日常饮食中注意降低稳定血糖，在这个同时也要增加营养物质和微量元素的摄入。具体的是指：多吃蔬菜补充蛋白质和维生素，减少或者忌食糖类食品、油腻食品和高胆固醇食物，忌烟酒。合理地控制饮食量，少食多餐。

### 🌑 检测血糖

因为糖尿病足是糖尿病引起的，所以检测血糖是非常重要的。每天做好血糖的检测，根据血糖的变化来调整饮食和降糖的计划。做好早晨空腹和餐后的血糖监测。

### 🌑 对皮肤的护理

保持足部皮肤的清洁，足部特别干燥的时候抹一些润肤乳。

### 🌑 调整心理状态

糖尿病足出现感染、坏疽后，常常伴有患足恶臭、截肢（趾）后畸形、不能行走。这时应积极配合，对病情和治疗保持乐观。不要对治疗丧失信心，出现自卑心理，甚至产生焦虑情绪。

# 低血糖症

低血糖症是指血浆葡萄糖（简称血糖）浓度低于2.8毫摩尔/升（50毫克/分升）而导致脑细胞缺糖而产生的一系列临床综合征。

正常情况下，机体将血糖水平维持在一个很窄的范围内（70~110毫克/分升）。糖尿病患者，血糖明显升高；低血糖症者，血糖下降过低。

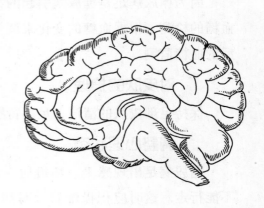

低血糖可引起多个器官系统功能障碍。大脑对低血糖尤其敏感，因为葡萄糖是大脑主要的能量来源。大脑对低血糖产生反应，通过神经系统刺激肾上腺释放肾上腺素，再刺激肝脏释放糖矫正过低的血糖水平。如果血糖水平过低，会损害大脑功能。

## ★ 低血糖症的成因和分类

### 空腹低血糖症

胰岛疾病：包括胰岛 β 细胞增生或肿瘤，伴胰岛素瘤的多发性内分泌腺瘤。

胰外恶性肿瘤：最常见的是起源于间皮的巨大肿瘤，包括纤维肉瘤，其次是胃肠道恶性肿瘤，偶见于肾癌、肺癌等。这些肿瘤诱发低血糖的机制还不清楚，可能与肿瘤细胞产生高浓度的类胰岛素样生长

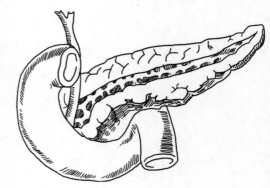

因子（IGF）和过多的葡萄糖摄取有关。

胰岛素自身免疫综合征：由于自身抗体作用而引起的低血糖症。

▲ 拮抗胰岛素的激素分泌过少

包括垂体前叶功能低下、甲状腺功能低下、肾上腺皮质功能低下、高血糖素缺乏，均易产生低血糖症。

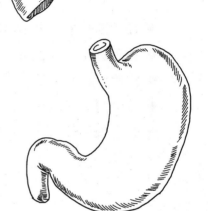

▲ 肝源性

严重肝病：肝脏组织弥漫性严重破坏可引起肝糖原储备严重不足，糖异生能力减弱。

肝细胞酶系功能异常或不足：如肝糖原累积病，糖原合成酶缺乏等。

▲ 葡萄糖供应不足或消耗过多

如长期饥饿、剧烈运动、厌食、严重呕吐、腹泻、大量的肾性糖尿等。

### 🌀 餐后低血糖症

▲ 营养性（又称滋养性）低血糖症胃大部切除后低血糖症。
胃肠运动功能异常综合征。

▲ 特发性（功能性）低血糖症

多见于女性，伴有精神紧张焦虑、睡眠障碍等。

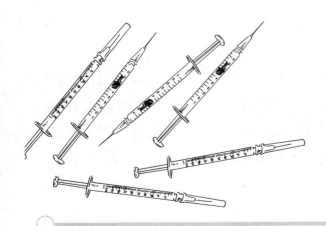

◆ 药源性的低血糖

▲ 胰岛素剂量过多。

▲ 磺脲类口服降糖药过量。

▲ 其他药物：如水杨酸抗组胺制剂，单胺氧化酶抑制药，普萘洛尔（心得安）等。这些

药物或促进胰岛素释放，抑制高血糖素的分泌和释放；或加强降糖药的作用，减少糖原异生和分解而引起低血糖。

低血糖症是糖尿病患者的常见并发症。

### ★ 糖尿病患者发生低血糖的常见原因

◆ 使用胰岛素或者磺酰脲类口服药物剂量过大。

◆ 推迟进食，进食量不足或者忘记进食。

◆ 空腹时饮酒过量。

◆ 运动量突然增加。

◆ 合并使用阿司匹林、磺胺类抗菌药物及某些降压药时。

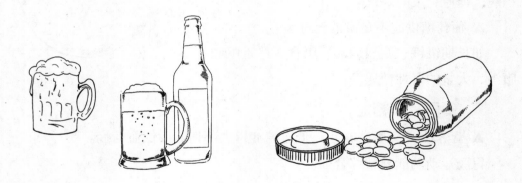

## 自查

在日常生活中，人们比较重视血糖过高，即糖尿病的治疗，却往往对低血糖症知之甚少。其实，低血糖症有时比糖尿病更可怕，因为发生低血糖症时，机体缺乏糖提供能量，很多代谢活动受到抑制，特别是发生严重低血糖时，大脑由于缺乏糖提供能量，会造成脑细胞的损害，甚至会出现昏迷。

## ★ 低血糖症的症状

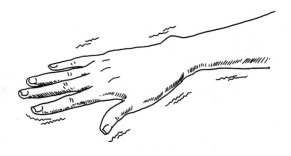

低血糖症的症状主要包括两方面。

### 🜂 交感神经过度兴奋症状

心慌；

手抖；

出汗；

突然严重的饥饿感；

面色苍白。

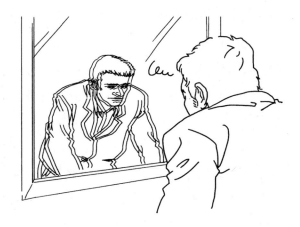

### 🜂 中枢神经受抑制症状

头昏；

乏力；

视物不清；

步态不稳；

认知障碍；

幻觉；

舞蹈样动作；

肌张力增高性痉挛；

昏迷；

植物人。

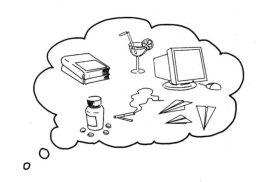

# 自防

## ★ 糖尿病患者预防低血糖症需要注意

### 避免诱发因素

▲ 饮食不当：应按时进食，因故推迟吃饭时应预先吃些饼干、水果等。

▲ 运动不当：运动量要保持恒定，每天的运动时间及运动强度基本保持不变。大量运动前应该适当进食，或酌情减少胰岛素用量。

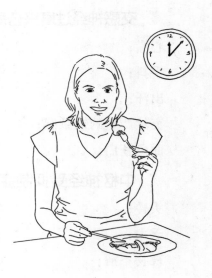

▲ 合并肾功能不全：因胰岛素代谢障碍、热量摄入少等原因，晚期糖尿病肾病极易出现低血糖。此期胰岛素用量应适当减少，使血糖控制在稍高的水平。

▲ 脆性糖尿病患者：因胰岛功能完全丧失，血糖极不稳定，易发生低血糖与高血糖交替出现。应尽量生活规律，处于平静状态。在用胰岛素时加用双胍类药物，或安置胰岛素泵。

### 经常检测血糖

◆ 合理用药

用药不合理是发生低血糖的主要原因。对于糖尿病的治疗要个体化，不同的时期、病程的长短、并发症的不同，以及年龄、体形等的差异，选择应用针对性的降糖药物。应严格掌握各种降

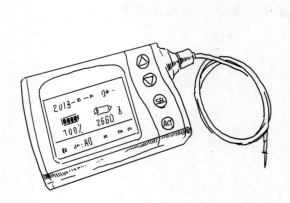

糖药物的适应证。

预防糖尿病患者严重的低血糖，最好的方法是安装胰岛素泵。

## ★ 日常生活中预防低血糖症需要注意

### 一日三餐必须有规律

尽可能少吃或不吃零食，养成规律饮食的习惯。适当多进温食，节制冷食冷饮，同时每天也要有足够的饮水量，多吃蔬菜水果。

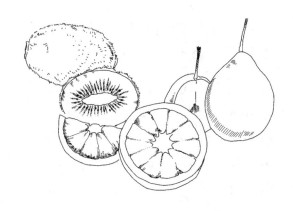

### 保证良好的精神状态

保证足够的睡眠时间（7～8小时为宜）。避免精神过度紧张，培养乐观的生活情绪。

### 早晚出行需保暖

俗话说："一场秋雨一场寒，十场秋雨棉上身"，衣服也不可一次增加过多，对大多数身体状况较好的人，适当冻一冻，有利于机体提高适应多变气候的能力。

### 户外运动多坚持

重视耐寒锻炼，增强体质。

### 室内勤通风换气

生活中我们可以从平时的衣、食、住、行来提高机体的抵抗力，但是如果在工作学习中出现心慌、头昏、眼前发黑、出虚汗等症状时，应及时呼救或去医院诊治，以免造成不必要的损伤。

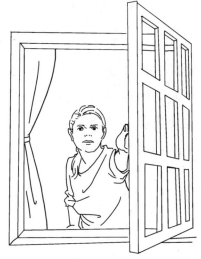

# 自养

## ★ 当出现低血糖时需要注意

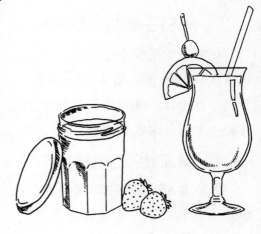

💬 出现低血糖，应立即吃"糖"。

一旦出现低血糖，最有效的应急措施是立即吃"糖"，快速增高血糖水平，可以喝饮料（雪碧、可乐、果汁等）、糖水（温开水冲白糖或葡萄糖 25~50 克），吃糖果或口服葡萄糖片、蜂蜜、果酱等。

💬 值得注意的是，不要吃一些含很多脂肪或者蛋白质的食物（如冰激凌）。

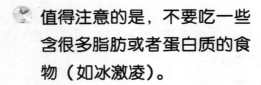

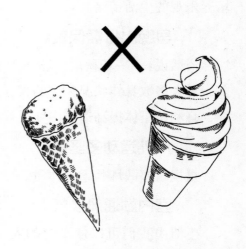

因为脂肪会使胃的排空减慢并且延缓碳水化合物的作用，使血糖不能够在短时间内迅速升高，而低血糖的刺激会促使患者继续食用更多的食物，导致接下来的血糖难以控制。

## ★ 低血糖患者的自我保养应注意

### 少吃多餐

低血糖患者最好少量多餐，一天吃 6~8 餐。睡前吃少量的零食及点心也会有帮助。

### 食物多样化

不要经常吃某种食物，因为过敏症常与低血糖症有关。

### 应加以限制的食物要严格控制

严格限制单糖类摄取量，要尽量少吃精制及加工产品，如速食米及马铃薯、白面粉、汽水、酒、盐。也要少吃通心粉、面条、肉汁、白米、玉米片、番薯。豆类及马铃薯一周可以吃两次。

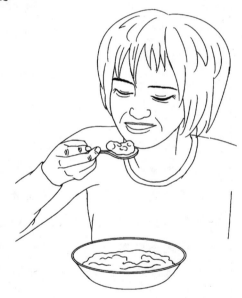

### 增加高纤维饮食

高纤维饮食有助于稳定血糖浓度。当血糖下降时，可将纤维与蛋白质食品合用，如麦麸饼子加生乳酪或杏仁果酱。吃新鲜苹果取代苹果酱，苹果中的纤维能抑制血糖的波动。纤维本身也可延缓血糖下降，餐前半小时，先服用纤维素，以稳定血糖。

**温馨提示：荔枝病**

有的人在大量吃荔枝之后会出现头晕、心慌、面色苍白、易饥饿等低血糖症状。可是为什么吃了这么甜的东西还会低血糖呢？

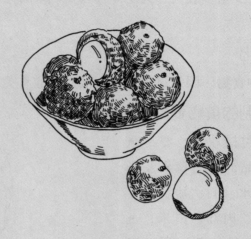

这是因为荔枝中含大量的果糖，而能被人体吸收利用的是葡萄糖。果糖经胃肠道黏膜的毛细血管很快吸收入血后，必须由肝脏内的转化酶，将果糖转化为葡萄糖，才能直接为人体所利用。如果过量食入荔枝，那么就有过多的果糖进入人体血液，"改造"果糖的转化酶就会供不应求。在这种情况下，大量的果糖充斥在血管内却转化不成能被人体利用的葡萄糖。与此同时，进食荔枝过量影响了食欲，使人体得不到必需的营养补充，致使人体血液内的葡萄糖不足，就会导致荔枝病。

# 高脂血症

高脂血症是指血中脂质（胆固醇、甘油三酯，或两者）水平过高。

## ★ 脂肪在人体中的作用

脂肪，即脂质，是人体内一种富含能量的物质，是机体代谢过程中主要燃料的来源之一。脂肪可以从食物中获得，也可在身体内形成，其中肝脏是形成大部分脂肪的器官，并将脂肪储存在脂肪细胞中备用。脂肪细胞有御寒和保护身体免遭外界机械损伤的功能。另外脂肪也是细胞膜、神经细胞周围的髓鞘和胆汁的重要组成部分。

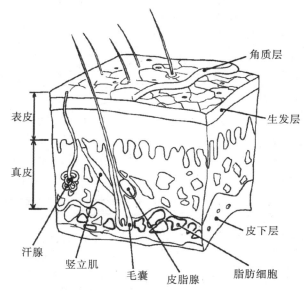

皮肤的切面图（脂肪位于皮下层中，其间布满了血管）

角质层
生发层
表皮
真皮
皮下层
汗腺
竖立肌
毛囊
皮脂腺
脂肪细胞

## ★ 血液中的脂质分类

血液中主要有两种脂质：胆固醇和甘油三酯。

脂肪会和某些蛋白形成脂蛋白在血液循环中运转。主要的脂蛋白有乳糜微粒（CM）极低密度脂蛋白（VLDL），低密度脂蛋白（LDL）和高密度脂蛋白（HDL）。

## ★ 人体调节脂蛋白水平的途径

🌀 减少脂蛋白合成并让它们进入血液循环

🌀 加快或减慢脂蛋白从血中移出的速度

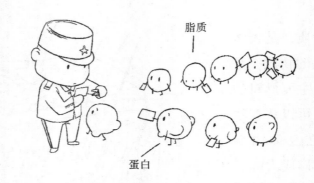

脂质

蛋白

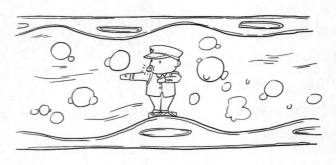

脂蛋白水平，特别是 LDL 胆固醇，是随年龄的增长而增高。通常男性比女性高，但女性在绝经后开始明显升高。某些脂类（如 VLDL 和 LDL）增高的其他因素还有：高脂血症家族史、肥胖症、高脂饮食、缺乏锻炼、嗜酒、吸烟、糖尿病未控制和甲状腺功能低下。

大多数甘油三酯和总胆固醇水平升高是暂时性的，并不严重，主要由进食脂肪引起。个体以不同的速度清除血中的脂肪。某个人吃大量的动物脂肪而总胆固醇水平从未超过 200 毫克/分升，而另一人遵循严格的低脂饮食，总胆固醇水平却从没有降到 260 毫克/分升以下。这种差别一部分可能与遗传有关，但大部分是因为脂蛋白进入血液和从血液中清除的速度不同造成的。

## ★ 血脂高的原因

### 胆固醇

饱和脂肪与胆固醇高的膳食；

肝硬化；

糖尿病未能控制；

甲状腺功能低下；

垂体功能亢进；

肾衰竭；

卟啉症；

遗传。

### 甘油三酯

热量过高的膳食；

酗酒；

严重的未能控制的糖尿病；

肾衰竭；

某些药物：雌激素、口服避孕药；

皮质类固醇激素、噻嗪类利尿药；

遗传。

## ★ 高脂血症的危害

### 高脂血症是心脑血管疾病的罪魁祸首

在血液中循环的脂肪，特别是胆固醇的水平异常，能导致长远影响。随着个体总胆固醇水平增高，动脉粥样硬化及冠状动脉或颈动脉疾患的危险性增高。因而，发生血管疾病或中风的危险性增加。

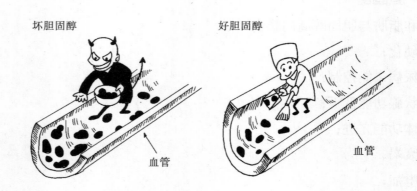

坏胆固醇　　　　　　　好胆固醇

血管　　　　　　　　　血管

不是所有的胆固醇都会增加心血管疾病的危险。低密度脂蛋白（LDL）携带的胆固醇，就是我们常说的"坏胆固醇"，升高可增加危险性；而高密度脂蛋白（HDL）携带的胆固醇，即"好胆固醇"则很少有危险，常常是有益的。

LDL 胆固醇水平低于 130 毫克/分升为宜，HDL 胆固醇应高于 40 毫克/分升，HDL 胆固醇水平应占总胆固醇的 25% 以上。在心血管疾病和脑卒中俗称"中风"的危险因素中，总胆固醇水平的重要性不如胆固醇水平与 HDL 胆固醇之比或 LDL 与 HDL 之比。

此外，许多高血压患者伴有脂质代谢紊乱，血中胆固醇和甘油三酯的含量较正常人显著增高，而"好胆固醇"含量则显著降低。而脑血栓患者血液中"好胆固醇"水平下降是脑血栓形成的重要因素之一。

### 高脂血症与脂肪肝常常并发

高脂血症与脂肪肝具有很多相同的病因，所以往往同时存在，或高血脂在先，脂肪肝在后。在正常情况下，肝脏的脂类物质占肝脏湿重的4%～7%，其中甘油三酯约占一半，当肝脏的甘油三酯异常堆积时就引起脂肪肝。

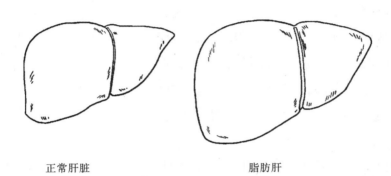

正常肝脏　　　　　　　　脂肪肝

### 高脂血症易诱发胆石症

近年来由于生活质量提高，饮食结构改变，胆结石的发病率也逐年上升。尤其对于中老年人来说，胆囊收缩功能减退，胆汁排泄迟缓，易发生胆汁浓缩，黏稠度增加；而且这一年龄段的人，胆固醇也偏高，从而改变了胆固醇、胆红素、胆汁酸的比例，故易诱发胆石症。

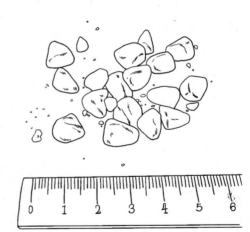

### 高脂血症会导致高血压

在人体内形成动脉粥样硬化以后，会导致心肌功能紊乱，血管紧张素转换酶会大量激活，促使血管动脉痉挛，诱致肾上腺分泌血管升压素，导致血压升高。影响血压升高的因素还有血管的外周阻力、动脉壁弹性、血液黏度这三个方面，而这三种因素与高脂血症有直接关系。

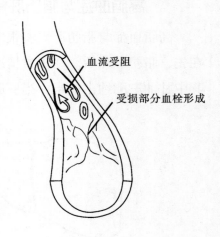

血流受阻

受损部分血栓形成

正常人血管内膜是光滑流畅的，血脂增高会在血管内膜下逐渐沉积呈黄色粥样斑块，久之破溃、出血、管腔变狭窄、血流阻力增加，从而使血压升高；血脂增高，血脂在动脉内膜沉积可造成血管硬化，使血管壁弹性减弱，血压升高；当血脂增高时血黏度就增高，使血流阻力增加，从而血压就升高。

高脂血症还能降低抗高血压药的敏感性，增加降压治疗的难度，因此治疗高血压的同时应降血脂。人体一旦形成高血压，会使血管经常处于痉挛状态，而脑血管在硬化后内皮受损，导致破裂，形成出血性脑卒中，而脑血管在栓子式血栓形成状态下淤滞，导致脑血栓和脑栓塞。

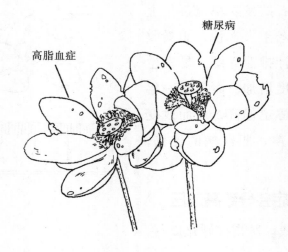

糖尿病

高脂血症

### 高脂血症与高血糖的相互促进

很多糖尿病患者都伴有高脂血症，因此人们通常把糖尿病与高脂血症称为姐妹病，并认为高血脂是糖尿病的继发症。据统计大约40%的糖尿病患者有脂代谢紊乱。其特点是甘油三酯增高和高密度脂蛋白降低。糖尿病引起血脂增高的原因是由于糖尿病患者胰岛素不足时，体内血脂酶活性是减低的，因此容易血脂增高。

另一方面糖尿病本身除糖代谢紊乱外同时还伴脂肪、蛋白质和水、电解质的紊乱。经常有游离脂肪酸从脂肪库中动员出来，使血中甘油三酯及游离脂肪酸浓度增高。再一方面2型糖尿病患者进食过多、运动少，促使体内脂类合成增多，这也是造成血脂增高的原因。而肥胖伴高血脂者，由于胰岛素受体数相对减少，从而产生胰岛素抵抗，易诱发糖尿病。血脂增高者还易引起心脑血管并发症。

# 自查

## ★ 高脂血症的症状

### 黄色瘤

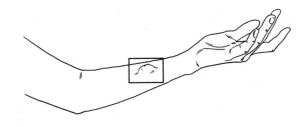

黄色瘤是一种肉眼可见的异常的皮肤隆凸起，颜色为黄色、棕红色，多呈结节、斑块、丘疹状，质地较软。根据其形态、发生部位，一般可分为以下6种：

结节疹性黄色瘤。发生部位为肘部、四肢伸侧、臀部，颜色为橘黄色，主要见于家族性异常 β 脂蛋白血症。

疹性黄色瘤。可见于身体任何部位，呈针头或火柴头状，颜色为橘黄或棕黄色，主要见于高甘油三酯血症。

肌腱黄色瘤。主要发生在跟腱、手或足背伸侧肌腱等处，呈圆或卵圆形，常见于家族性高胆固醇血症。

掌皱纹黄色瘤。多见于手掌及手指间皱褶处，呈橘黄色，常见于家族性异常β脂蛋白血症。

结节性黄色瘤。多见于肘、膝、髋、踝、臀等身体内侧部位，呈圆形，早期较柔软，后期变硬，主要见于家族性异常β脂蛋白血症或家族性高胆固醇血症。

扁平黄色瘤。多见于眼睑周围，为橘黄色，质地柔软，也可见于面、颈、躯干和肢体，常见于各种高脂血症，但也见于血脂正常者。

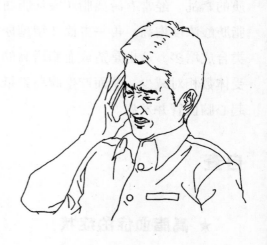

### 一般高血脂的症状

头晕、神疲乏力、失眠健忘、肢体麻木、胸闷、心慌等，还会与其他疾病的临床症状相混淆，有的患者血脂高但无症状，常常是在体检化验血液时发现高脂血症。另外，高脂血症常常伴随着体重超重与肥胖。

### 高血脂较重时的症状

头晕目眩、头痛、胸闷、气短、心慌、胸痛、乏力、口角歪斜、不能说话、肢体麻木等症状，最终会导致冠心病、脑卒中等严重疾病，并出现相应表现。

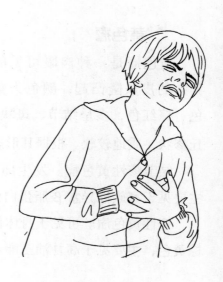

◆ 长期血脂高，脂质在血管内皮沉积所引起的动脉粥样硬化，会引起冠心病和周围动脉疾病等，表现为心绞痛、心肌梗

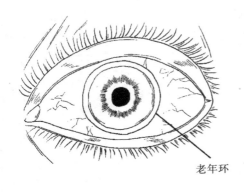

老年环

死、脑卒中和间歇性跛行（肢体活动后疼痛）。

◆ 少数高血脂还可出现角膜弓和高脂血症眼底改变

角膜弓又称老年环，若发生在 40 岁以下，则多伴有高脂血症，以家族性高胆固醇血症多见，但特异性不强。高脂血症眼底改变是由于富含甘油三酯的大颗粒脂蛋白沉积在眼底小动脉上引起光折射所致，常常是严重的高甘油三酯血症并伴有老年环乳糜微粒血症的特征表现。

# 自防

## ★ 对于高脂血症的预防应注意

◆ 高危人群需定期进行健康体检，定期监测血脂，每半年或一年检查一次，早发现、早治疗。

高危人群包括中老年男性，绝经后的妇女，有高脂血症、冠心病、脑血管病家族史的健康人，各种黄色瘤患者以及超重或肥胖者。

◆ 积极治疗可引起高脂血症的疾病。

如肾病综合征、糖尿病、肝胆疾病、甲状腺功能减退等。

◆ 饮食上应注意

饮食要以低脂、低胆固醇、适量蛋白质的食物为宜，少食动物内脏及一些含胆固醇高的食物。减少食入肥肉、黄油、鸡蛋，增加家常食物如瘦肉、鱼，能使人的血清胆固醇平均含量明显降低。

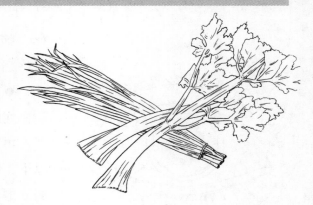

多吃新鲜绿色蔬菜和水果及含碘丰富的食物（如海带、紫菜等），可防止动脉硬化的发生、发展。

多吃含纤维素高的蔬菜（如芹菜、韭菜等），少吃盐和糖。

每餐饮食要适当，不宜暴饮暴食。忌烟、酒。

# 自养

## ★ 高血脂患者在日常生活中应注意

### 限制高脂肪食品

严格选择胆固醇含量低的食品，如蔬菜、豆制品、瘦肉、海蜇等，尤其是多吃含纤维素多的蔬菜，可以减少肠内胆固醇的吸收。不过，不能片面强调限制高脂肪的摄入，因为一些必需脂肪酸的摄入对身体是有益的。适量的摄入含较多不饱和脂肪酸（控制饱和脂肪酸）的饮食是合理的。各种植物油类，如花生油、豆油、菜籽油等均含有丰富的多不饱和脂肪酸，而动物油类，如猪油、羊油、牛油则主要含饱和脂肪酸。食物的胆固醇全部来自动物油食品，蛋黄、动物内脏、鱼子和鱼脑等，含胆固醇较高，应忌用或少用。

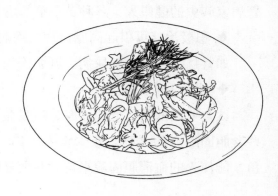

### 改变做菜方式

做菜少放油，尽量以蒸、煮、凉拌为主。少吃煎炸食品。

### 🍃 限制甜食

糖可在肝脏中转化为内源性甘油三酯，使血浆中甘油三酯的浓度增高，所以应限制甜食的摄入。

### 🍃 减轻体重

对体重超过正常标准的人，应在医生指导下逐步减轻体重，以每个月减重1~2公斤为宜。降体重时的饮食原则是低脂肪、低糖、足够的蛋白质。

### 🍃 加强体力活动和体育锻炼

体力活动不仅能增加热能的消耗，而且可以增强机体代谢，提高体内某些酶，尤其是脂蛋白酯酶的活性，有利于甘油三酯的运输和分解，从而降低血中的脂质。

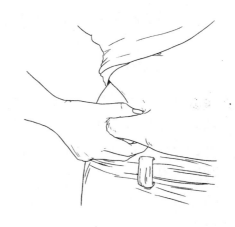

### 🍃 戒烟，少饮酒

适量饮酒，可使血清中高密度脂蛋白水平明显增高，低密度脂蛋白水平降低。因此，适量饮酒可使冠心病的患病率下降。酗酒或长期饮酒，则可以刺激肝脏合成更多的内源性甘油三酯，使血液中低密度脂蛋白的浓度增高引起高胆固醇血症。因此，中年人还是不饮酒为好。嗜烟者冠心病的发病率和病死率是不吸烟者的2~6倍，且与每日吸烟支数呈正比。

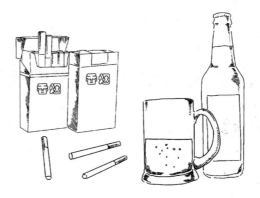

### 🌿 避免过度紧张

情绪紧张、过度兴奋，可以引起血中胆固醇及甘油三酯含量增高。凡有这种情况，可以应用小剂量的镇静剂（遵医嘱）。

### 🌿 药物治疗

通过上述方法仍不能控制的高脂血症患者应加用药物治疗。药物的选择请在咨询专业医生之后，由医生根据具体病因、病情做出选择。

## ★ 常见的低脂类食物

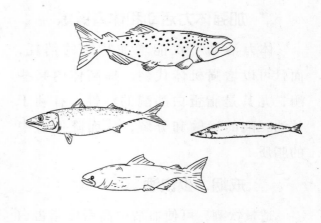

### 🌿 鱼类

鱼类所含的饱和脂肪酸极低，尤其是来自深海的冷水鱼类，含有大量的 ω-3 不饱和脂肪酸，据美国科学家的研究证明，服用 ω-3 不饱和脂肪酸（EPA 和 DHA 补充剂）的人，胆固醇和甘油三酯的含量、血液黏稠度均有降低，而且还有降低血压的作用。

### 🌿 水果蔬菜

食用大量的水果、蔬菜、水溶性纤维有利于降低胆固醇。非水溶性纤维（如全麦麸）能预防便秘，但对降低胆固醇没有助益。含水溶性纤维的食物有豆子、枣、苹果、无花果、干梅子、花椰菜、燕麦麸等。干梅子内含 60% 属于可溶性的果胶，黄豆及其制品也具有同样的功效，魔芋食品中也含有大量的水溶性纤维。

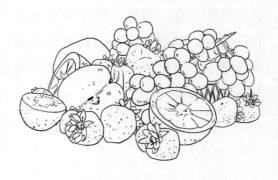

### 大蒜

美国研究人员发现，每天吃半颗蒜头（整颗更好），可帮助某些人降低10%的胆固醇，而且还能降低血压。蒜头里有益健康的活性成分是蒜氨酸。每日服用900毫克的无味蒜头胶囊和吃大蒜的效果是一样的。

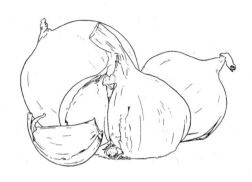

### 洋葱

洋葱也可以降低胆固醇和血压，并有降低血液黏度的功效，作用和药物阿司匹林颇类似。

### 鱼油

鱼油中的ω-3不饱和脂肪酸中含有的EPA被誉为"血管清道夫"，作用为：①制造前列腺素的主要成分；②调节血脂，降低血液中低密度脂蛋白浓度，升高高密度脂蛋白的浓度；③抗血小板凝集，降低血液黏稠度，增强循环系统的健康，预防血栓形成，改善脑供血不足、头晕头痛等症状，预防脑血栓和脑梗死；④增强心脑血管的健康及肾脏功能。

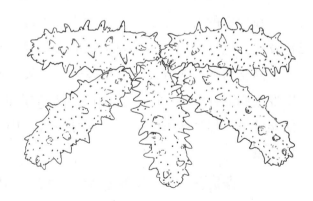

### 海参

海参含有50多种天然的营养成分，如人体所需的18种氨基酸，钙、锌、硒等多种微量元素，还有刺参黏多糖、海参皂苷等活性物质，对高血压、高血脂、高血糖有很好的食疗作用。

## ★ 有关高血脂的六大误区

### ☯ 误区一：高血脂＝甘油三酯高

很多人认为，所谓高血脂就是吃的"油水"太多，也就是甘油三酯指标高。其实这是不对的。血脂是血液中脂肪类物质的统称，其中主要包括胆固醇和甘油三酯。血脂异常一般包括三类情况，即血清中的总胆固醇或低密度脂蛋白胆固醇（LDL-C）高于正常范围，甘油三酯水平高于正常范围，或高密度脂蛋白胆固醇（HDL-C）水平低下。

$$高血脂 \neq 甘油三酯高$$

### ☯ 误区二：瘦人不会得高脂血症

在大家的印象里，高血脂似乎只青睐于胖人，没有哪个瘦人会有血脂异常发生。这就导致一些身材苗条的人忽视了对血脂的检查。

高脂血症分为原发性和继发性。原发性高脂血症与环境及遗传相关。继发性高脂血症则继发于其他疾病，如糖尿病、高血压、肾病综合征、甲状腺功能低下、慢性阻塞性肝病、胰腺炎等。因此，体形瘦的人并不能对高脂血症免疫。

### ☯ 误区三：化验单上无"箭头"就正常

由于大多数高脂血症患者都是在体检验血时发现的高血脂表现，所以很多人都格外关注化验单上血脂相关检测指标，只要在正常范围内，没有小"箭头"就放心了。

其实，一般人群和已患有冠心病、高血压、糖尿病等疾病的患者，或者已经发生过心梗、中风的患者，相应的血脂正常值是不同的。这些人群的血脂目标值要求更严格，应低于血脂化验单上的参考值，即低密度脂蛋白胆固醇（LDL-C）需低于 100 毫克/分升或者 2.6 毫摩尔/升。

40 岁以上男性、绝经女性、肥胖、有黄色瘤、有血脂异常及心脑血管病家族史的人，其胆固醇指标也不能仅仅参考化验单上的指标，而应该控制得更低一些。且这类人群作为患高脂血症的高危人群，应该每年检测一次血脂。

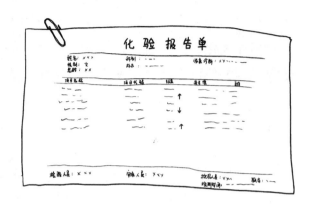

### 误区四：没有症状就不必治疗

很多高血脂患者并没有特殊的症状，所以就把血脂异常视作和高血压、糖尿病一样的慢性病，以为短期内不会导致大问题。事实上，高血脂是心脑血管健康的"慢性杀手"。

高脂血症如果长期得不到控制，最容易引发三类疾病：一是心脏疾病，包括心脏动脉硬化、冠心病、心绞痛或者心肌梗死；二是脑血管疾病，主要是脑血管硬化导致脑血栓、脑出血；三是肾脏疾病，肾动脉硬化很容易引发尿毒症。为了预防上述心脑肾疾病的出现，降血脂治疗不可忽视。

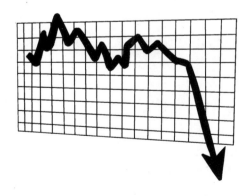

### 误区五：血脂降得越低越好

健康人体的各种生理指标都处于动态平衡中，血脂也一样，不是降得越低越好。血脂有自己的生理功能，胆固醇和甘油三酯都是人体必需的营养物质，太多或太少，都不利于健康。

### 误区六：夏季饮食清淡就可停药

不少患者觉得，夏季天气炎热，吃得清淡，血脂就不会升高，从而忽略了正常用药。其实，降脂药往往有两方面作用：一是能降低血脂；二是有抗动脉粥样硬化和稳定斑块的作用。动物实验和大规模的临床研究发现，长期使用降脂的他汀类药物可使动脉粥样硬化的斑块体积缩小。

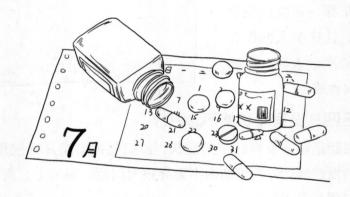

调脂、降脂是一个长期的过程，治疗期间除了要调整饮食和增强运动外，降脂药物的增减应该听取医生的意见，不要随意停药。

# 骨 质 疏 松

骨质疏松症是一种以低骨量和骨组织微结构破坏为特征，导致骨质脆性增加和易于骨折的代谢性骨病。

## ★ 骨的作用

骨是一种不断处于动态变化的人体组织，具有多种功能。骨骼为人体提供了力量、稳定性和肌肉运动的支架，也为重要的内脏器官提供保护。

骨是人体重要的器官之一，骨组织主要由骨细胞、胶原纤维和基质等构成，具有一定的形态，外被骨膜，内容骨髓，含有丰富的血管、淋巴管及神经；具有一定的功能，能不断进行新陈代谢和生长发育，并有修复、再生和重塑的能力。经常锻炼可促使骨的良好发育，长期废用则出现骨质疏松。骨基质中衬垫有大量钙盐和磷酸盐，是人体钙、磷的储存库，参与体内钙、磷代谢。骨髓有造血功能。

成熟的骨代谢主要以骨重建形式进行。在调节激素和局部细胞因子等的协调作用下，骨组织不断吸收旧骨，生长新骨。如此周而复始地循环进行，形成体内骨转换的相对稳定状态。

## ★ 骨的分类

成人共有206块骨，可分为颅骨、躯干骨和四肢骨三部分。

按照形态可分为4类。

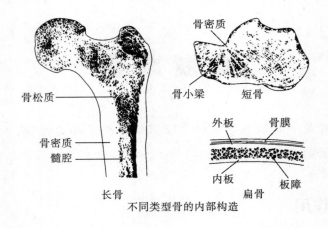

不同类型骨的内部构造

◆ 长骨：长管状，分布于四肢。

◆ 短骨：形似立方体，分布于连接牢固且灵活的部位，如腕骨。

◆ 扁骨：呈板状，主要构成颅腔、胸腔和盆腔的壁，起保护作用。

◆ 不规则骨：形状不规则，如椎骨；有些内有腔洞，称含气骨，如上颌骨。

## ★ 骨的构造

### 骨质

骨密质：质地致密，耐压性强，分布于骨的表面。

骨松质：呈海绵状，由相互交织的骨小梁排列而成，分布于骨的内部。

### 骨膜

除关节面的部分外，新鲜骨的表明都附有骨膜。骨膜由纤维结缔组织构成，含有丰富的血管和神经，对骨的营养、再生和感觉有着重要的作用。如骨折时，骨膜又重新启动成骨功能，促进骨折的修复愈

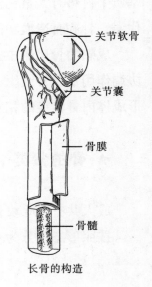

长骨的构造

合。若骨膜剥离太多或者损伤太严重，则骨折愈合困难。

###  骨髓

骨髓充填于骨髓腔和骨松质间隙内。胎儿和幼儿的骨髓有造血功能，内含不同发育阶段的红细胞和某些白细胞，呈红色，为红骨髓。5岁以后，长骨骨干内的红骨髓逐渐被脂肪组织代替，呈黄色，为黄骨髓，失去造血能力。但在慢性失血过多或者重度贫血时，黄骨髓能转化为红骨髓，恢复造血功能。

**温馨提示：骨髓穿刺**

骨髓穿刺用于各种血液病的诊断、鉴别诊断及治疗随访；不明原因的红细胞、白细胞、血小板数量增多或减少及形态学异常；不明原因发热的诊断与鉴别诊断，可做骨髓培养，骨髓涂片找寄生虫等。

椎骨、髂骨、肋骨、胸骨及股骨和肱骨等长骨的骨骺内终生都是红骨髓，所以临床上常选髂前上棘和髂后上棘等处进行骨髓穿刺，检查骨髓象。

### 骨的血管、淋巴管和神经

### ★ 骨重建

骨重建是指去除骨骼局部旧骨代之以形成新骨的过程，是成熟骨组织的一种重要替换机制，是破骨细胞与成骨细胞一个相对的、相偶联的细胞活动过程。破骨细胞主要行使去除旧骨即骨吸收的功能，而成骨细胞主要行使形成新骨即骨形成的功能。

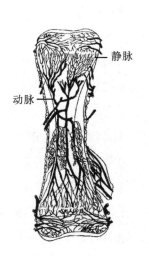

静脉

动脉

骨重建是一个连续不断的过程。正常情况下，30 岁以前，骨形成的速度高于骨吸收的速度，骨质积类，骨密度逐年增加。至 30~35 岁骨量达到高峰，称为峰骨量，此时骨吸收和骨形成的速度相对减慢，

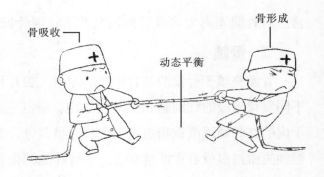

但二者相等，处于动态平衡中。35~39 岁以后，这种平衡被打破，骨吸收的速度超过骨形成的速度，骨量丢失，其年丢失率为 0.3%~1%，而女性在绝经前 3~5 年骨量的年丢失率可达 3%~7%，因此导致骨质疏松症的发生。

## ★ 骨质疏松的形成过程

骨含有使之坚硬和致密的矿物质，如钙和磷等。为了维持骨密度，机体不仅需要补充足够的钙和其他矿物质，而且在体内还应有适当数量的激素，包括甲状旁腺素、生长激素、降钙素、女性的雌激素和男性的睾丸酮等。充足的维生素 D 能促进人对食物中钙的吸收以及钙与骨的结合。人在 30 岁以前骨密度是进行性地增加并在 30 岁左右达到最高峰，30 岁以后骨密度开始缓慢下降。如果机体调节骨矿物质含量的能力

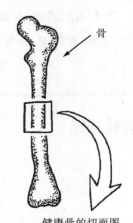

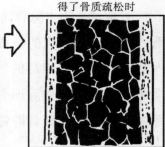

健康骨的切面图　　　　　得了骨质疏松时

失调，那么骨将逐渐变得疏松、脆弱，从而导致骨质疏松症。

## ★ 骨质疏松的类型

### 女性绝经后骨质疏松症

女性绝经后骨质疏松症是由主要的女性激素——雌激素缺乏引起的疾病。女性绝经后，由于卵巢功能的衰退，内源性雌激素分泌减少，骨细胞上雌激素受体下降，骨吸收和骨形成之间的偶联出现缺陷。骨吸收增强，骨形成速度减慢，骨吸收超过骨形成。这就引起不可逆的骨丢失，导致骨质疏松症。女性症状的出现一般在51~75岁之间，也可能会出现得更早或更晚。

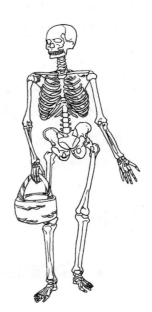

▲ 导致妇女患骨质疏松症的危险因素

家族成员中有骨质疏松症患者；

钙摄入量不足；

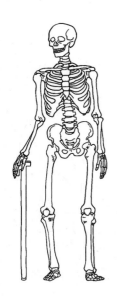

有久坐的生活习惯；

身体太瘦弱；

无妊娠史；

使用特别药物如皮质类固醇激素和过量甲状腺素；

过早绝经；

过量饮酒。

### 老年性骨质疏松症

老年性骨质疏松症与钙摄入不足、骨的破坏和新骨形成的速度不平衡等因素有关。一般发生在70岁以上的老人。女性的发病率要高于男性两倍，且多合并绝经后骨质疏松症。

### 😊 继发性骨质疏松症

继发性骨质疏松症多由疾病或药物引起，例如慢性肾功能衰竭、内分泌疾病（尤其是甲状腺、甲状旁腺或肾上腺疾病）和药物（如皮质类固醇激素、巴比妥类药物、抗惊厥类药物以及过量甲状腺素）。过量饮酒和吸烟可加重该病。大约有 5% 的骨质疏松患者是继发性骨质疏松症。

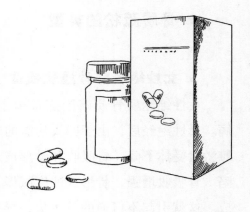

### 😊 特发性青少年骨质疏松症

特发性青少年骨质疏松症是一种发生在儿童和青少年的、罕见的、病因不明的骨质疏松症。这些患者具有正常的激素水平和生理功能，无维生素缺乏，但骨的强度却明显减弱。

## 自查

### ★ 骨质疏松的症状

### 😊 疼痛

疼痛主要为腰背疼痛或周身骨骼疼痛，以腰背痛多见，占 70%~80%。

疼痛沿脊柱向两侧扩散，仰卧或坐位时疼痛减轻，直立时后伸或久立、久坐时疼痛加剧，弯腰、肌肉运动、咳嗽、排便用力时加重。

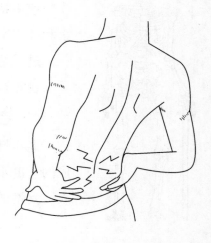

老年骨质疏松症时，椎体压缩变形，脊柱前屈，腰肌为了纠正脊柱前屈，加倍收缩，肌肉疲劳甚至痉挛，产生疼痛。

一般骨量丢失 12% 以上时即可出现骨痛。

新近胸腰椎压缩性骨折，亦可产生急性疼痛，相应部位的脊柱棘突可有强烈压痛及叩击痛，一般 2~3 周后可逐渐减轻，部分患者可呈慢性腰痛。

若压迫相应的脊神经可产生四肢放射痛、双下肢感觉运动障碍、肋间神经痛、胸骨后疼痛类似心绞痛，也可出现上腹痛类似急腹症。

### 骨质疏松严重时翻身、起坐及行走有困难

### 身高缩短、驼背、脊柱畸形

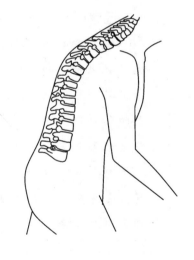

脊椎椎体前部几乎多为松质骨组成，是身体的支柱，负重量大，容易压缩变形，使脊椎前倾，背曲加剧，形成驼背，驼背曲度加大，可致使膝关节挛拘显著。

### 骨折

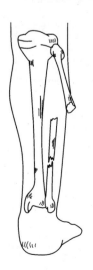

脆性骨折是指低能量或非暴力骨折，如日常活动而发生的骨折为脆性骨折。常见部位为胸腰椎、髋部、桡尺骨远端和肱骨近端。其他部位也可发生骨折。骨质疏松症所致骨折在老年前期以桡骨远端骨折多见，老年期以后腰椎和股骨上端骨折多见。一般骨量丢失 20% 以上时即发生骨折。脊椎压缩性骨折有 20%~50% 的患者无明显症状。发生过一次脆性骨折后，再次发生骨折的风险明显增加。发生骨折后可出现疼痛、恐惧、无活动自由、终身残疾。1/4 的髋部骨折患者一年后仍不能自由活动。

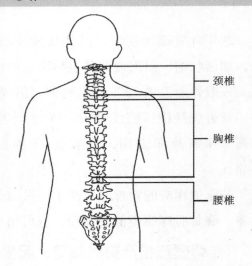

颈椎

胸椎

腰椎

### 🌀 呼吸功能低下

胸椎压缩性骨折会导致胸廓畸形，影响心肺功能，可使肺活量和最大换气量显著减少，患者往往可出现胸闷、气短、呼吸困难等症状。腰椎骨折可能会改变腹部解剖结构，引起便秘、腹痛、腹胀、食欲缺乏和过早饱胀感等。

---

### 🌠 温馨提示：维生素 D

维生素 D 能帮助身体吸收骨骼生长所必需的钙。它还对神经系统、肌肉系统和免疫系统起重要作用。

我们可以从三个途径获取维生素 D：皮肤、饮食和补充剂。晒太阳的时候身体会自然生成维生素 D。但是，晒太多太阳会导致皮肤老化和皮肤癌。所以我们也可以从其他途径获取维生素 D。富含维生素 D 的食物包括蛋黄、海鱼和肝脏等。有些食物，如牛奶和谷物，常含有添加的维生素 D。对于维生素 D 的补充剂，需要咨询医师再额外服用。

---

## 自防

### ★ 预防骨质疏松症需要注意

### 🌀 调整饮食结构

骨量的维持在很大程度上与营养及合理摄入的矿物盐密不可分。养成自幼合理饮食的良好习惯，多食含钙食物，对骨的发育和骨峰值十分重要。对于饮食中钙低者，应给予补钙。

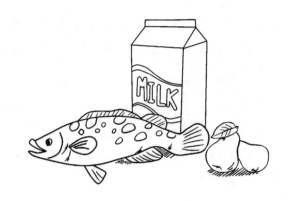

多吃高钙食物如牛奶、奶制品、虾皮、虾米、鱼（特别是海鱼）、动物骨、芝麻酱、豆类及其制品、蛋类及蔬菜等都是含钙丰富的食物。其中牛奶不仅含钙最高，而且奶中的乳酸又能促进钙的吸收，是最好的天然钙源。保持均衡饮食，以确保摄取足够的钙质及维生素 D。运动加上钙营养更能提高预防效果。

**温馨提示：饮茶可以预防骨质疏松症**

茶叶是我国的传统饮料。对于预防骨质疏松症也有一定的帮助。

茶叶中的氟元素是骨代谢必不可少的元素之一。适量的氟化物有利于钙、磷等无机盐沉积于骨骼上，使骨骼具有一定的强度和硬度。如果体内氟元素含量过少，也会出现骨质疏松症现象，如骨骼变脆、变软，甚至出现病理骨折。

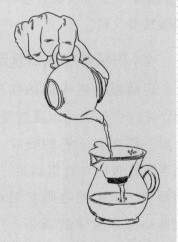

经常饮茶可以有效地补充体内氟的不足，防止或减慢骨质疏松症的发生和发展。

泡茶时，由于与骨代谢有关系的脂溶性维生素A、D不能溶解在茶水中，使茶水中维生素A、D含量很少。所以，骨质疏松症者在饮茶的同时，仍然要注意补充维生素A、D。

需要注意的是，长期饮用浓茶不利于骨质疏松症的预防，这可能和茶叶内含有较多的咖啡因有关。因为咖啡因有促进钙从尿中排出的作用。由于尿钙排泄的增加，导致钙的负平衡，造成骨量的丢失。

### 戒烟限酒，控制咖啡的摄入

吸烟会影响骨峰的形成，过量饮酒不利于骨骼的新陈代谢，喝浓咖啡能增加尿钙排泄，影响身体对钙的吸收。日常生活中应戒烟限酒、适量饮茶及咖啡，少喝碳酸类饮料。

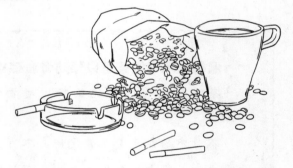

### 积极参加体育运动

运动可促进人体的新陈代谢。进行户外运动以及接受适量的日光照射，都有利于钙的吸收。合理活动、适当锻炼肌肉对骨组织是一种机械应力的影响，肌肉发达则骨骼粗壮。为此，应自幼加强身体的锻炼。在青壮年期，应尽量参加多种体育活动。到老年则要根据自身情况和具体条件，进行合理活

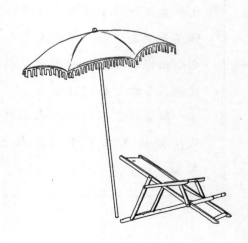

动和适当锻炼。

负重锻炼，如散步和登楼梯，有助于增加骨密度；而如游泳等非负重锻炼并不会增加骨密度。

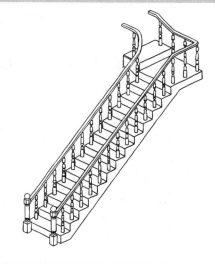

 **温馨提示：运动可以预防骨质疏松**

运动可以增加骨量及骨密度，延缓骨量丢失，同时有利于改善骨结构，而缺乏运动则为骨质疏松发生的原因之一。开始运动的年龄越早，坚持运动的时间越长，峰值骨量越高，骨量丢失的就越慢。

# 自养

## ★ 骨质疏松患者在饮食上需要注意

◆ 多吃富含钙的食物。

◆ 多吃富含维生素 D 的食物。

◆ 多食用新鲜的蔬菜和水果。

骨质疏松症患者在生活中除了要配合治疗，注意饮食，增加钙的摄入，还有一些注意事项。

## ★ 老年骨质疏松患者在运动中应注意

老年骨质疏松患者因行动不便及疼痛等原因，经常卧床休息或很少运动，这不仅会加重骨质疏松病情，还可引发肌肉萎缩、关节僵硬。

### 腰背部肌肉锻炼

以立正姿势，缓慢踮起足尖，足跟抬高，挺胸抬头，然后足跟向下着地，反复锻炼并逐渐增加运动量和用力程度。经过一段时间之后，可在双手提起几千克重物的情况下反复做上述运动。这样有利于锻炼腰背部肌肉，预防驼背。

### 进行关节活动

可以用一只手托住另一只手，反复活动肘关节，也可以请别人帮助，抓住小腿或足部，活动膝关节和髋关节，这样可以有效地防止关节僵硬。

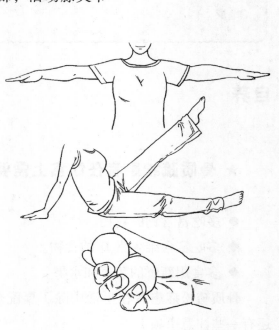

### 进行肢体肌肉锻炼

锻炼臂部的肌肉：做上肢抬高、平举动作。

锻炼腿部的肌肉：做下肢直腿抬高动作。

锻炼手部的肌肉：握健身球。

也可以通过反复、有规律的握拳，活动足趾、绷紧和放松大腿或小腿肌肉等方式进行肌肉锻炼，防止肌肉萎缩。

## ★ 酗酒对预防骨质疏松症的不良影响

如果胃肠道对钙、磷及维生素 D 等骨代谢所必需物质的吸收不足，就会导致体内该物质不足，最终形成骨质疏松症。酗酒可造成胃肠道黏膜的损伤，影响胃肠道对钙、磷及维生素 D 的吸收。尤其是老年人，胃肠道功能逐渐退化，对各种物质的吸收能力也减弱。

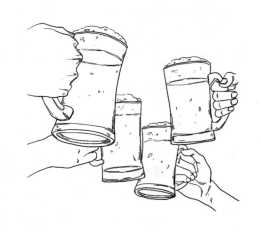

常酗酒者，其胃肠道长期受酒精的刺激，黏膜不同程度地受损，出现黏膜脱落、充血、水肿及糜烂等病理反应。这些反应影响了对各种物质的吸收，使骨代谢必需的"原料"缺少，会加剧骨质疏松症。

另外，酗酒对肾脏也有一定的损害，使肾脏对钙、磷等物质的重吸收功能减低，造成钙、磷等从尿中排出增加，同样不利于骨骼的形成。因此，骨质疏松症者应避免酗酒。酗酒还可造成骨代谢的紊乱，抑制成骨细胞的活性，也不利于骨质疏松症的防治。

所以骨质疏松患者应该注意饮酒适度。

## ★ 骨质疏松症患者要戒烟的原因

◆ 戒烟有利于增加骨骼中无机盐的含量，有利于骨组织形成，可防止骨质疏松症的发生。

◆ 戒烟可以防止烟草中有毒物质对肝脏、肾脏等重要器官的损害。而肝、肾等脏器是使维生素 D 发挥生理作用的重要器官，其功能下降是骨质疏松症的原因之一。

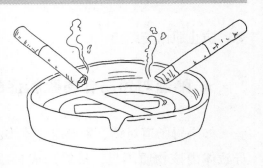

◆ 戒烟可使肌肉的兴奋性升高，肌肉力量增强，从而使全身活动量增加，有利于骨质疏松症的预防。

◆ 戒烟后人体内心、肺、神经等功能都有所改善，从而整体上提高了人们的身体素质，使身体状况更趋于健康，有利于防止骨质疏松症的发生。

◆ 戒烟后，人体内酸碱平衡机制得以完善，使机体摆脱轻度酸中毒的状态，有利于钙（呈碱性）的吸收。

**温馨提示：关于骨质疏松的常见误区**

◆ 喝骨头汤能防止骨质疏松

检测证明，骨头汤里的钙含量很低，更缺少具有促进钙吸收的维生素D。骨头汤中溶解了大量骨内的脂肪，尤其对老年人来说，经常食用还可能引起其他的健康问题，如高血脂等。

◆ 治疗骨质疏松症等于补钙

骨质疏松是由于骨代谢的异常，即破骨细胞影响大于成骨细胞，以及骨吸收的速度超过骨形成速度造成的，因此对于骨质疏松症的治疗不仅仅为补钙，而是找到原因综合治疗。有骨质疏松症的患者应该去正规医院进行诊断治疗。

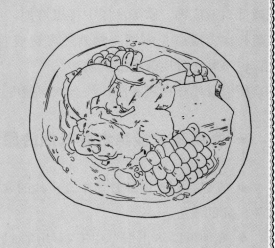

◆ 骨质疏松症是老年病，年轻人不会得

前面介绍过，如果骨骼峰值和质量不能达到理想标准，同样会引起骨质疏松。现在很多年轻人长期忽视运动，挑食节食，饮食结构不均衡，导致饮食中钙含量减少，身体瘦弱，加之一些不良习惯，这样也会使骨质疏松症侵犯年轻人，尤其是年轻女性。因此骨质疏松症要及早进行预防，在青年时期就获得理想的骨峰值。

◆ 骨质疏松症得了就没法治

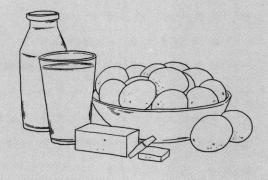

很多老年人都觉得骨质疏松症无法逆转，到老年期治疗已没有效果，因此放弃治疗。其实这是不科学的，从治疗的角度而言，治疗越早，效果越好。所以，老年人一旦确诊为骨质疏松症，应当接受正规治疗，减轻痛苦，提高生活质量。

◆ 靠自我感觉发现骨质疏松症

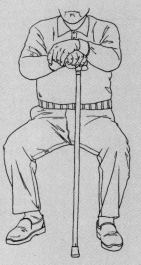

很多骨质疏松症的患者在初期都没有什么异常或者感觉不明显。很多患者在发现腰背疼痛甚至骨折才去医院诊治，延误治疗时间。因此高危人群无论有无症状，应当定期去医院进行骨密度检查。

◆ 骨质疏松症是小病，治疗无须小题大做

对于老年人来说，骨质疏松症若不治疗，不仅仅是平时腰酸腿疼，最坏的结果可能会导致髋部脆性骨折，使患者长期卧床，死亡率很高。所以得了骨质疏松症应该积极配合治疗。

◆ 骨质疏松容易发生骨折，宜静不宜动

一方面运动可以刺激身体保持正常的骨密度和骨强度，避免骨量丢失。所以体育锻炼对于防止骨质疏松具有积极作用。另一方面，如果不注意锻炼身体，肌肉力量也会减退，这样对骨骼的刺激会进一步减少，不仅会加快骨质疏松的发展，还会影响关节的灵活性，容易跌倒，造成骨折。

◆ 骨折手术后，骨骼就正常了

骨质疏松症在十分严重阶段才会发生骨折。而骨折手术只是针对局部病变的治疗方式，手术后全身骨骼由于骨质疏松症的关系，发生骨折的风险并未降低。只是"治标不治本"因此骨折患者不仅要治疗骨折，还要客观评价骨骼的健康程度，如有骨质疏松，要积极治疗，防止再次骨折。

# 肥 胖 症

肥胖症是指体内脂肪贮积过多。

肥胖症分为轻度（超重 20%～40%）；中度（超重 41%～100%）和重度（超重 100% 以上）。重度肥胖的人仅占肥胖人的 0.5%。

 **温馨提示：中国成年人标准体重**

除了肌肉特别发达的人以外，体重超过标准身高-体重表所列重量的20%或以上者认为是肥胖。

**成人身高-体重参考表***

| 身高（厘米） | 体重（公斤）女性 | 体重（公斤）男性 |
| --- | --- | --- |
| 147.3 | 42～55 | － |
| 149.9 | 43～56 | － |
| 152.4 | 45～58 | － |
| 154.9 | 46～59 | 48～61 |
| 157.5 | 47～61 | 49～62 |
| 160.0 | 49～63 | 50～64 |
| 162.6 | 50～65 | 52～66 |
| 165.1 | 52～66 | 53～68 |
| 167.6 | 54～68 | 55～70 |
| 170.2 | 55～70 | 57～72 |
| 172.7 | 57～72 | 59～74 |
| 175.3 | 59～74 | 60～76 |
| 177.8 | 61～77 | 62～78 |
| 180.3 | － | 64～80 |
| 182.9 | － | 66～83 |
| 185.4 | － | 68～85 |
| 188.0 | － | 70～87 |
| 190.5 | － | 71～89 |

*身高指不穿鞋子的净高；体重指不穿衣服的净重

## ★ 引起肥胖症的因素

### 遗传

父母中有一位是肥胖者，其子女肥胖概率为 40%～50%；父母皆为肥胖者，其子女肥胖概率为 70%～80%。

### 神经精神因素

下丘脑中存在着与摄食行为有关的神经核。饱中枢和饥中枢。饱中枢兴奋时有饱感而拒食，破坏时则食欲大增；饥中枢兴奋时食欲旺盛，破坏时则厌食拒食。二者相互调节，相互制约，在生理条件下处于动态平衡状态，将食欲调节于正常范围而维持正常体重。当下丘脑发生病变时，不论是炎症的后遗症（如脑膜炎、脑炎后）、创伤、肿瘤及其他病理变化时，若腹内侧核破坏，则腹外侧核功能相对亢进而贪食无厌，引起肥胖；反之，当腹外侧核破坏，则腹内侧核功能相对亢进而厌食，引起消瘦。

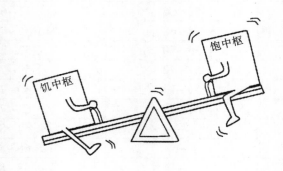

### 高胰岛素血症

近年来高胰岛素血症在肥胖发病中的作用引人注目。肥胖常与高胰岛素血症并存，但一般认为是高胰岛素血症引起肥胖。高胰岛素血症性肥胖者的胰岛素释放量约为正常人的 3 倍。

### 🌀 服用药物

如抗过敏药物、性激素、类固醇、抗抑郁药、抗癫痫药等。

### 🌀 不良的饮食习惯

不良的饮食习惯，如偏好高脂高热量的食物。

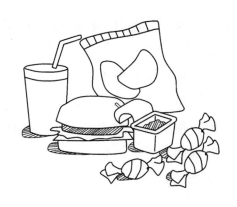

### 🌀 褐色脂肪组织异常

褐色脂肪组织是近几年来才被发现的一种脂肪组织，与主要分布于皮下及内脏周围的白色脂肪组织相对应。褐色脂肪组织分布范围有限，仅分布于肩胛间、颈背部、腋窝部、纵隔及肾周围，其组织外观呈浅褐色，细胞体积变化相对较小。白色脂肪组织是一种贮能形式，机体将过剩的能量以中性脂肪形式贮藏于间，机体需能时，脂肪细胞内中性脂肪水解动用。白色脂肪细胞体积随释能和贮能变化较大。褐色脂肪组织在功能上是一种产热组织，即当机体摄食或受寒冷刺激时，褐色脂肪细胞内脂肪燃烧，从而影响机体的能量代谢水平。以上两种情况分别称之为摄食诱导产热和寒冷诱导产热。当然，此特殊脂肪组织的功能又受多种因素的影响。由此可见，褐色脂肪组织这一产热组织直接参与体内热量的总调节，将体内多余热量向体外散发，使机体能量代谢趋于平衡。

### 🌀 运动量减少

活动空间小，运动量不足，每天坐在电脑和电视机前的时间过长，等等都能造成肥胖，而肥

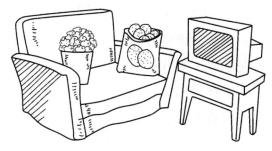

胖后就不爱运动，这样就形成了恶性循环加速了肥胖症的形成。

### 心理代偿作用

现代人生活工作压力大，往往会借助吃东西来转移情绪，久而久之养成了进食过量的习惯。

## ★ 儿童易发生肥胖症的时期

根据小儿生长发育的特点，小儿有两个容易发生肥胖的时期：一是婴儿期；另一个时期是 5～10 岁这一阶段。在这两个时期中，都同时存在脂肪细胞数量增加和脂肪细胞体积增大两个过程。只是在婴儿期以脂肪细胞数量增加为主，而在儿童期则以脂肪细胞体积增大占优势。脂肪细胞在这两个时期所增加的数量，以后在人的一生中都不会减少。因此，在这两个时期都迅速肥胖的儿童，日后若营养过剩，使脂肪细胞体积增大，都有可能呈现肥胖。

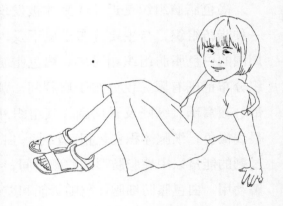

## ★ 肥胖症的并发症

### 肥胖症与心血管系统

肥胖症患者容易并发高血压和心血管疾病，其一般发生率5～10倍高于非肥胖者，尤其是腰臀比值高的中心性肥胖者。

肥胖可引起心脏的肥大，心脏后壁和室间隔增厚。心脏在肥厚的同时还会伴有血容量、细胞内和细胞间液体增加，会导致心室舒张末压、肺动脉压和肺毛细血管楔压均增高。

高血压在肥胖患者中非常常见，也是加重心、肾病变的主要危险因素，体重减轻后血压会有所恢复。

### 肥胖症的呼吸功能改变

肥胖症会导致患者的肺活量降低且肺的顺应性下降，产生多种肺功能异常现象。如肥胖性低换气综合征，临床以嗜睡、肥胖、肺泡性低换气症为特征，常伴有阻塞性睡眠呼吸困难。严重者还会形成肺心病。此外，重度肥胖者，还可引起睡眠窒息，偶见猝死的报道。

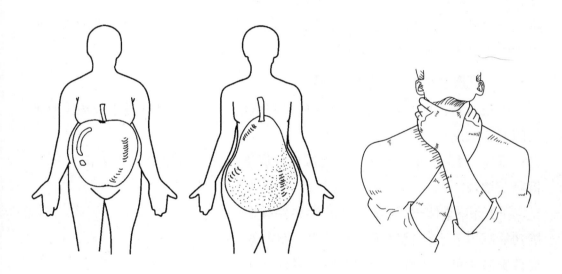

### 肥胖症的糖、脂代谢

进食过多的热量促进甘油三酯的合成和分解代谢，肥胖症的脂代谢表现得更加活跃，相对糖代谢受到抑制，这种代谢改变参与胰岛素抵抗的形成。肥胖症脂代谢活跃的同时多伴有代谢的紊乱，会出现高甘油三酯血症、高胆固醇血症和低高密度脂蛋白胆固醇血症等。糖代谢紊乱表现为糖耐量的异常甚至出现临床糖尿病。体重超过正常范围 20% 者，糖尿病的发生率增加 1 倍以上。当 BMI>35 时，死亡率比正常体重者几乎增至 8 倍。中心性肥胖显著增加患糖尿病的危险度。

### 肥胖与肌肉骨骼病变

关节炎：最常见的是骨关节炎，由于长期负重造成，使关节软骨面结构发生改变，膝关节的病变最多见。

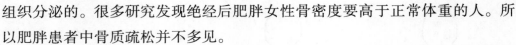

痛风：肥胖患者中大约有 10% 合并有高尿酸血症，容易发生痛风。

骨质疏松：由于脂肪组织能合成分泌雌激素，所以绝经后妇女雌激素的主要来源是由脂肪组织分泌的。很多研究发现绝经后肥胖女性骨密度要高于正常体重的人。所以肥胖患者中骨质疏松并不多见。

### 肥胖的内分泌系统改变

生长激素：肥胖者生长激素释放是降低的，特别是对刺激生长激素释放的因素不敏感。

垂体-肾上腺轴：肥胖者肾上腺皮质激素分泌是增加的，分泌节律正常，但峰值增高。

下丘脑-垂体-性腺轴：肥胖者多伴有性腺功能减退，垂体促性腺激素减少，睾酮对促性腺激素的反应降低。男性肥胖者，其血总睾酮水平降低。另外，脂肪组织可以分泌雌激素，所以肥胖者多伴有血雌激素水平增高，肥胖女孩，月经初潮提前。成年女性肥胖者常有月经紊乱、无排卵性月经或闭经。青少年肥胖者，不育症的发生率增加，常伴有多囊卵巢并需手术治疗。男性伴有性欲降低。

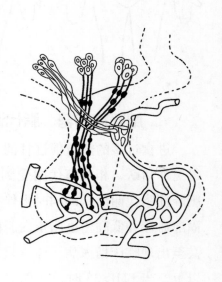

### 🐚 肥胖症与胰岛素抵抗

体脂堆积可引起胰岛素抵抗、高胰岛素血症。

### 🐚 其他

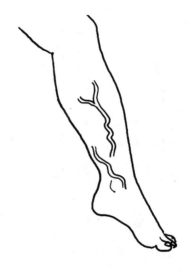

肥胖者嘌呤代谢异常，血浆尿酸增加，使痛风的发病率明显高于正常人，伴冠心病者有心绞痛发作史。

肥胖者血清总胆固醇、甘油三酯、低密度脂蛋白胆固醇常升高，高密度脂蛋白胆固醇降低，易导致动脉粥样硬化。

由于静脉循环障碍，易发生下肢静脉曲张、栓塞性静脉炎、静脉血栓形成。患者皮肤上可有淡紫纹或白纹，分布于臀外侧、大腿内侧、膝关节、下腹部等处，皱褶处易磨损，引起皮炎、皮癣，乃至擦烂。平时汗多怕热、抵抗力较低而易感染。

# 自查

## ★ 肥胖症的一般症状

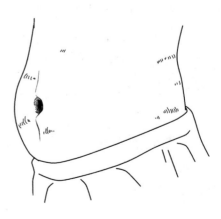

◆ 身材显得矮胖、浑圆。

◆ 脸部上窄下宽，双下颌，颈粗短，向后仰头枕部皮褶明显增厚。

◆ 胸圆，肋间隙不可见，乳房因皮下脂肪厚而增大。

◆ 站立时腹部向前凸出而高于胸部平

面，脐孔深凹。

◆ 儿童肥胖者外生殖器埋于会阴皮下
脂肪中而使阴茎变小变短。

◆ 手指、足趾粗短，手背因脂肪增厚
而使掌指关节骨突处皮肤凹陷，骨突变得不
明显。

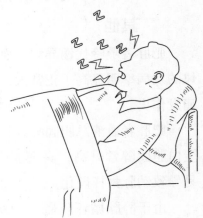

◆ 皮肤可见紫纹或白纹，多分布在下
腹部两侧、双大腿、上臂内侧上部和臀部
外侧等处，皱褶处易磨损，引起皮炎、
皮癣。

◆ 中重度肥胖症可有多汗、不耐热、
气促、嗜睡、睡眠时打鼾、关节痛、肌肉酸
痛、体力活动减少、易感疲乏无力及焦虑、抑郁等。

## ★ 肥胖症的其他系统症状

◆ 常伴有高血压、血脂代谢紊乱、冠心病、
高胰岛素血症、胰岛素抵抗（造成糖耐量减低）
或糖尿病、高尿酸血症和痛风等。

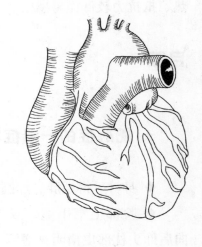

◆ 在膈下和胸壁中堆积的过多脂肪组织压
迫肺，即使活动量很小，也会引起呼吸困难和
气促。呼吸困难可严重干扰睡眠，引起短暂的
呼吸暂停（睡眠窒息），导致白天嗜睡和其他并
发症。

◆ 伴冠心病者可有心绞痛发作史，重度肥胖者心肌内外有脂肪沉着，易
引起心肌劳损，以致左心扩大与左心衰竭。

# 自防

预防肥胖要从饮食和运动上下功夫，当然减肥也要讲究科学，科学的减肥才能取得事半功倍的效果。

### ★ 预防肥胖症要科学饮食

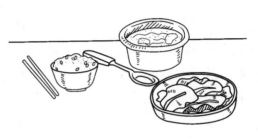

◆ 吃饭时，要细嚼慢咽，养成饭前先喝汤的习惯，控制自己不吃零食，不挑食。

◆ 养成多喝水的好习惯，肥胖症患者每天至少应饮 10 杯水，水对减肥有一定的好处。

### ★ 抓住减肥时机

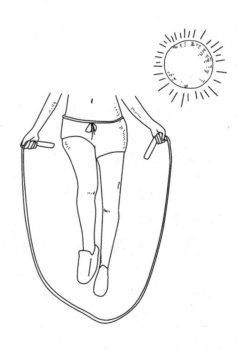

◆ 肥胖者应抓住夏季的大好机会进行减肥，因为此时天气炎热，出汗多，能量消耗较大，易于减肥。

◆ 秋季做好预防肥胖的准备，此时天气转凉，人们食欲大增，活动量相应减少，摄取的热量大于散发的热量，很容易肥胖。

# 自养

### ★ 肥胖症患者的饮食禁忌

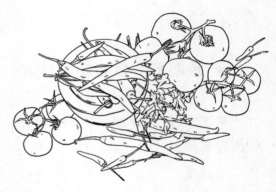

◆ 肥胖症患者宜多使用含 B 族维生素和纤维素食物，如新鲜水果、蔬菜、豆类、豆制品以及含辣椒素的食物。

◆ 肥胖症患者应忌食含高脂肪、胆固醇的食物，如奶油、油酥点心、鸭、肥肉、花生、油炸食品、肝、蛋黄等。

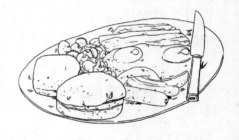

### ★ 肥胖症患者的常见认知误区

◆ 不切实际的减肥目标：如快速减肥，1 个月内体重下降超过 2 公斤。因体重减轻过快会损害健康。

◆ 不合理的饮食治疗：如饥饿疗法等。

◆ 无限增大运动量。过大的运动量会对身体造成损害。

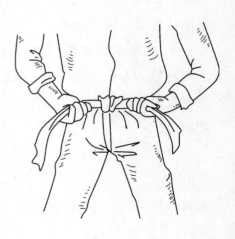

◆ 不愿改变饮食、运动和生活习惯，寄希望于单靠药物减肥。

◆ 盲目服用减肥药物、保健品等。

◆ 未经系统治疗而采用手术、物理方

法除脂。如超声波除脂等。

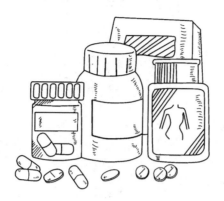

◆ 越瘦越好是美丽的代名词。这种观念是极其错误的。应避免过度减肥造成营养不良、厌食症。

◆ 忌控制体重时轻时重。因体重反复迅速的变化对血管造成的损害比肥胖更严重。

# 脚 气 病

脚气病，即维生素$B_1$（硫胺素）缺乏病。维生素$B_1$是参与体内糖及能量代谢的重要维生素，其缺乏可导致消化、神经和心血管等系统的功能紊乱。

## ★ 维生素$B_1$的功能

维生素$B_1$是人体必需的13种维生素之一，是一种水溶性维生素，属于B族维生素，在人体中以辅酶形式参与糖类的分解代谢，有保护神经系统的作用，还可以促进肠胃蠕动，提高食欲。

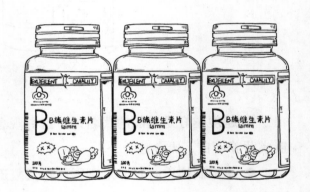

温馨提示：脚气病和维生素$B_1$的发现

伦达医生用柠檬汁战胜了坏血病，挽救了成千上万人的生命。在200年以后，我们把这种可怕的疾病称之为维生素C缺乏症。

100年以后，在日本海军中又遇到了类似的问题。日本水兵经常得一种叫做"脚气"的怪病。患脚气病的人觉得身体疲乏、胳膊和腿像瘫了似的，最后导致死亡。

掌管海军的高木将军得知英国人通过改变水兵的饮食解决了坏血病的问题，而英国水兵从来不得脚气病。他将英国水兵和日本水兵的食谱拿来作了一番对比。他发现，日本水兵吃的是蔬菜、鱼和白米饭，而英国水兵不大吃米，而是吃大麦之类的其他粮食，高木将军让士兵在吃饭时也吃一些大麦，结果日本海军中的脚气病消失了。

1896年，荷兰医生克里斯蒂安·埃克曼在他做实验的陆军医院里养的一些鸡病了，这些鸡得的就是"多发性神经炎"，发病症状和脚气病症状相同。起初他认为是一种细菌在传染"脚气病"，但是后来发现用糙米喂鸡，鸡的病反而好了。埃克曼把糙米当作"药"，给许多得了脚气病的人吃，果然这种"药"医好了他们。

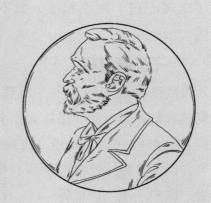

埃克曼医生为维生素的发现做出了突破性的贡献。他没有遵循固有的逻辑去研究问题，没有因为专家们认为脚气病是一种细菌引起的传染病而放弃自己的想法。他用自己独特的思维方式和敏锐的观察力，发现了导致脚气病的真正原因，为人类最终发现维生素作出了重大的贡献，也从而荣获了1929年诺贝尔医学生理学奖。

# 自查

## ★ 脚气病的症状

因维生素 $B_1$ 缺乏程度、发展速度和患者年龄而有差异。

◆ 早期脚气病症状缺乏特异性，如食欲缺乏、腹部不适、便秘、易激动、烦躁、易

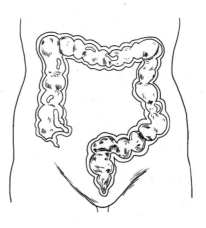

疲劳、记忆力减退、睡眠障碍、体重减轻等。

### 🌑 脚气性心脏病

脚气性心脏病病情发展快，初期心悸、气促、心动过速、脉压大，以后可出现心包、胸腔积液，如不及时治疗，常发生右心衰竭乃至左右心衰竭。

### 🌑 干型脚气病

以周围神经表现为主，足部出现针刺感或蚂蚁爬行感，呈袜套型分布，继而肌肉酸痛，肌力减退，皮肤感觉迟钝，足部水肿。严重时烦躁、嗜睡、呆视、眼睑下垂、惊厥等。

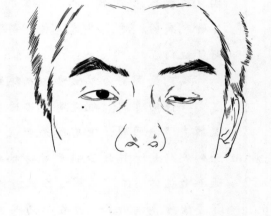

### 🌑 湿型脚气病

以循环系统表现为主，心律失常、心肌炎、全身水肿，甚至心力衰竭。

### 🌑 多发性周围神经炎

呈双侧对称性症状，一般从远端上行发展，下肢较上肢严重。早期出现感觉异常和（或）感觉过敏，随后出现感觉迟钝、触觉痛觉减退、肌肉酸痛、肌力下降，甚至行走困难。晚期可发生远端肌肉萎缩、垂足、垂腕，早期腱反射亢进，

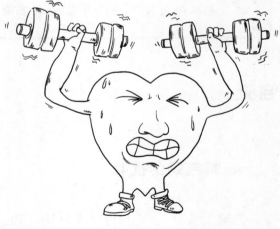

以后减弱至消失，腓肠肌常有压痛。从蹲坐位起立困难。对药物治疗反应较慢。

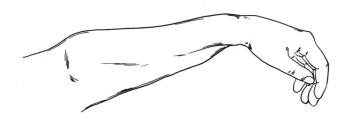

## 脑型脚气病

脑型脚气病比较罕见，较多见于酗酒者。表现为呕吐、眼球震颤、眼外展肌麻痹、逆行性遗忘、定向力障碍、共济失调，并可发展至精神错乱、昏迷、死亡。

### 温馨提示：脚气病和脚气一样吗？

脚气和脚气病是两种疾病。

我们常说的脚气，也叫"香港脚"或"足癣"，是一种皮肤病，是由于真菌感染足部引起的。可出现水泡、糜烂、脱皮、干裂、瘙痒等症状。

而脚气病是一种由于缺乏维生素$B_1$而引起的全身性疾病。

脚气病没有传染性，而脚气有传染性。

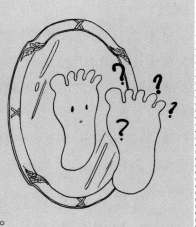

# 自防

## ★ 预防脚气病需要注意

脚气病是维生素 $B_1$ 缺乏症，所以对于该病的预防是和饮食习惯息息相关的。

◆ 改正能导致维生素 $B_1$ 缺乏的各种不良生活习惯和嗜好，特别应避免酗酒。

◆ 注意饮食的合理搭配。

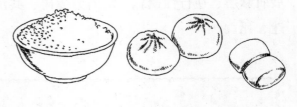

不要只吃主食不吃菜，蔬菜、花生、瘦肉所含的维生素 $B_1$ 较多。

也不要只吃精米面，要适当吃些粗粮，因为粗粮比精米面所含的维生素 $B_1$ 丰富得多。

◆ 减肥、节食时应注意食量和食物的调配。

◆ 积极防治肠道吸收不良性疾病，如慢性腹泻、酒精中毒和慢性营养不良等。

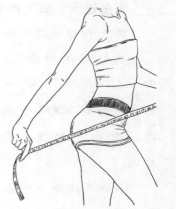

## ★ 特殊人群应注意增加维生素 $B_1$ 的摄入量

如孕妇、哺乳期妇女和重体力劳动者等能量消耗增加的人群。

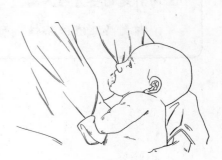

# 自养

维生素 $B_1$ 与糖代谢关系密切，所以二者在供应上应有一个合理的比例，一般进食热量越多，所需的维生素 $B_1$ 亦越多。只要及时补充维生素 $B_1$，症状会很快得到缓解。

## ★ 脚气病患者在饮食上需要注意

### 宜多吃各种富含维生素 $B_1$ 的食物

成人每日一般约需 1.5 毫克的维生素 $B_1$，富含维生素 $B_1$ 的食物包括各种粗粮、谷类、花生、黄豆、糙米等。

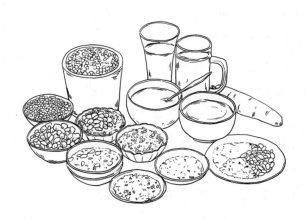

### 适宜吃高蛋白质食品

每日每千克体重 1.5 克，可选用各种动物性食品，如蛋类、乳类、鱼类等。

◆ 忌吃盐和过多的碳水化合物，忌吃甜食。同时在煮粥或烧菜时，忌放碱，因为碱易造成维生素 $B_1$ 的大量破坏。

###  温馨提示：关于维生素的知识

维生素对于人体来说有着至关重要的作用，它们参与机体的各种生理功能和新陈代谢，所以形象的称为"维持生命的元素"。

维生素可分为两种：水溶性维生素和脂溶性维生素。水溶性维生素易溶于水而不易溶于非极性有机溶剂，吸收后体内贮存很少，过量的多通过肾脏，经由尿中排出，且容易在烹调中遇热破坏。水溶性维生素相对安全，但是也不可摄入过量，因为有可能超量的维生素会在体内发生其他生物化学反应。脂溶性维生素易溶于非极性有机溶剂，而不易溶于水，可随脂肪为人体吸收并在体内储积，排泄率不高，所以摄入过量会积存在身体特别是肝脏中，有中毒危险。每一种维生素通常会产生多种反应，因此大多数维生素都有多种功能。

人体一共需要13种维生素，其中包括4种脂溶性维生素（维生素A、D、E、K）和9种水溶性维生素（8种B族维生素，维生素C）。

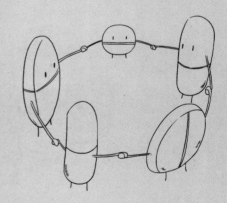

通常从食物中正常摄取维生素不会存在过量的问题，但是食用过多维生素药品就有可能发生危险。

一般人体所需维生素量较少，只要注意平衡膳食一般不会导致维生素缺乏。缺乏维生素不会致死，但是由于新陈代谢紊乱会导致很多病症：

维生素A——夜盲症、干眼症、视神经萎缩等，还会引起皮肤干燥粗糙，抵抗力弱，头发干燥，指甲易断裂等症状，还容易造成抵抗力弱，易生病；

维生素 $B_1$——神经炎、脚气病、魏尼凯失语症等，还可引起便秘、消化不良，注意力不集中、健忘，肌肉疼痛无力，情绪不稳定，食欲缺乏，易疲倦等；

维生素 $B_2$——脂溢性皮炎、口腔炎，长青春痘，头发分叉断裂，指甲断裂，眼睛布满血丝等；

维生素 $B_3$——失眠、口腔溃疡、癞皮病，皮肤炎、红疹、脱皮，食欲缺乏、腹泻，精神紧张、躁动不安，易疲倦，皮肤粗糙易产生皱纹等；

维生素 $B_5$——忧郁、焦虑，肌肉容易抽筋，失眠、易疲倦，头发容易枯黄断裂，食欲缺乏、消化不良、十二指肠溃疡，手脚末梢有刺麻感等；

维生素 $B_6$——肌肉痉挛、过敏性湿疹，暴躁易怒，经前症候群，皮肤炎，情绪不稳定，贫血等；

维生素 $B_9$——恶性贫血；胎儿产生先天性缺陷，虚弱无力，失眠；

维生素 $B_{12}$——恶性贫血，记忆力减退，月经不调，肌肉无力，胃肠障碍，食欲缺乏、体重减轻；

维生素 C ——坏血病；

维生素 D ——软骨病（佝偻病）；

维生素 E ——溶血性贫血、不育症、习惯性流产等；

维生素 K ——凝血酶缺乏，不易止血，胃肠不适，严重腹泻等。

一旦患有维生素缺乏症，需要在医生指导下补充维生素药品或食用富含维生素的食品。